Inhalt

Alexandra Stross

GESUNDHEIT IST KOPFSACHE

Aktiviere deinen inneren Arzt

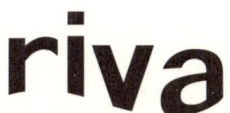

Bibliografische Information der Deutschen Nationalbibliothek:
Die Deutsche Nationalbibliothek verzeichnet diese Publikation in der Deutschen Nationalbibliografie.
Detaillierte bibliografische Daten sind im Internet über http://d-nb.de abrufbar.

Für Fragen und Anregungen:
info@rivaverlag.de

Originalausgabe
1. Auflage 2017

© 2017 by riva Verlag, ein Imprint der Münchner Verlagsgruppe GmbH
Nymphenburger Straße 86
D-80636 München
Tel.: 089 651285-0
Fax: 089 652096

Redaktion: Nicole Luzar
Umschlaggestaltung: Manuela Amode
Umschlagabbildung: shutterstock/pathdoc
Satz: Digital Design, Eka Rost
Druck: GGP Media GmbH, Pößneck
Printed in Germany

ISBN Print 978-3-7423-0237-3
ISBN E-Book (PDF) 978-3-95971-336-8
ISBN E-Book (EPUB, Mobi) 978-3-95971-337-5

Weitere Informationen zum Verlag finden Sie unter

www.rivaverlag.de

Beachten Sie auch unsere weiteren Verlage unter www.m-vg.de

Das Lesen dieses Buches ersetzt weder eine ärztliche noch eine psychotherapeutische Behandlung.

Die Inhalte sind nicht wissenschaftlich nachgewiesen.

Für Schäden aus der Nachahmung der vorgestellten Methoden und Übungen kann keine Haftung übernommen werden.

Einführung

Dieses Buch ist das dritte einer Trilogie. Das erste hieß in der Original-ausgabe »Körperwissen einmal anders« und trägt in der überarbeiteten Neuauflage jetzt den Titel »Hör auf deinen Körper und werde gesund«. Es liefert einen völlig ungewohnten Blick auf die Vorgänge unseres Organismus. Es zeigt auf, dass Krankheit auf verschiedenen Ebenen höchst sinnvoll ist, erklärt, wie man diverse Beschwerden ganz leicht deuten und herausfinden kann, zu welcher Veränderung die Sympto-me auffordern. Das zweite Buch heißt »Natürliches Entgiften – Freiheit für Körper, Geist und Seele« und liefert die gesamten Hintergrundinfor-mationen, warum es notwendig ist, dem Körper dabei zu helfen, gewis-se Stoffe auszuscheiden. Außerdem vermittelt es, wie man es praktisch umsetzt, und zwar auf sehr natürliche, schonende und preisgünstige Art und Weise.

Dieses Buch vervollständigt die beiden vorherigen insofern, als es den dritten entscheidenden Aspekt ergänzt, der in meine Arbeit einfließt: Ich helfe Menschen mit den verschiedensten chronischen Beschwerden dabei, wieder ganz gesund zu werden, jedoch nicht durch Wunderhei-lung oder geniale Pillen, sondern indem ich ihnen zeige, wie sie selbst ihren Körper bei dem, was er mit seinen Reaktionen beabsichtigt, sinn-voll unterstützen können. Zunächst deute ich die Körpersymptome, um herauszufinden, welche Botschaft die Seele dem Kranken damit über-mitteln möchte. Dann begleite ich durch eine Entgiftung, die den Orga-nismus nicht nur reinigt, sondern auch dabei unterstützt, Konflikte und Traumata loszulassen. Schließlich beleuchte ich noch den Alltag meiner Klienten und erarbeite gemeinsam mit ihnen eine individuelle Strategie, wie störende Blockaden und Verhaltensweisen aufgelöst werden können.

Ist der Zweck der Krankheit erfüllt, kann sie gehen. Und so ziemlich das Wichtigste im Prozess des Gesundwerdens ist es, dass der Betroffene selbst aktiv wird. Schließlich ist er es, an den sich seine Beschwerden richten und zur Veränderung einladen. Wer sich entwickeln und gesund werden will, wird sich also nicht dauerhaft davor drücken können.

Der Weg der Heilung ist schön und befreiend. Vielleicht kennen Sie auch jemanden, der durch das Verlassen ausgetretener Pfade in seinem Leben eine Krankheit überwunden hat und der im Nachhinein sagt, die schwere Zeit sei ein großes Geschenk gewesen.

Doch es stellen sich auch eine Menge Herausforderungen auf dem Heilungsweg. Es gilt, die eine oder andere geistige Grenze zu überschreiten und Verhaltensmuster, die man bewusst oder unbewusst lieb gewonnen hat, zu durchbrechen.

»Das ist aber nicht ganz einfach« ist wahrscheinlich der Satz, den ich am häufigsten von meinen Klienten höre.

Meine Antwort darauf ist: »Na und? Du kannst problemlos noch schwierigere Sachen schaffen.«

Schließlich ist es auch nicht einfach, in der Krankheit zu verharren, und man darf sich ruhig selbst etwas zutrauen. Beim Gesundwerden geht es immer auch darum, den Selbstwert zu stärken. Je größer eine Hürde, die es zu überwinden gilt, scheint, umso besser fühlt man sich hinterher, wenn alles geschafft ist.

Doch keine Sorge: Wenn man weiß, wie etwas funktioniert, ist alles viel leichter. Schwer ist es hauptsächlich dann, wenn man nicht die passenden Werkzeuge zur Verfügung hat. Mit Werkzeugen meine ich praktische Tricks zur Umsetzung diverser notwendiger Veränderungen, und zwar mitten im Alltag.

Wenn auch Sie mit chronischen Beschwerden kämpfen, schon diverse Therapeuten und vielleicht sogar Seminare besucht haben, dann ist Ihnen wahrscheinlich aufgefallen, dass die Veränderung nicht wirklich in einer Praxis oder einem Seminarraum stattfindet. Sie müssen es schaffen, die Veränderung in Ihr Leben zu integrieren. Denn dort spielen sich die Muster und Verhaltensweisen ab, die Sie im Laufe der Jahre krank gemacht haben.

Selbst der beste Therapeut der Welt wird Ihnen vermutlich nur kurzfristig helfen können, wenn es Ihnen nicht gelingt, das, was er Ihnen rät, auch im Alltag umzusetzen. Und die wunderbaren Erkenntnisse, die Sie am Seminarwochenende in helle Begeisterung versetzt haben, geraten schnell in Vergessenheit, wenn in der gewohnten Atmosphäre die Routine wieder zuschlägt.

Was helfen einem Sätze wie: »Du musst mehr auf deine eigenen Bedürfnisse hören«, wenn zu Hause drei Kinder versorgt werden wollen, oder »Ihre Arbeit macht Sie krank«, wenn der Kredit abbezahlt werden muss?

Was kann man tun, wenn die Probleme in der Partnerschaft auf die Seele drücken, der andere aber nicht bereit ist, sich auch nur einen Millimeter zu bewegen?

Und wie kann eine Lösung aussehen, wenn ich schon lange gemerkt habe, dass ich mir selbst mit meinen Mustern im Weg stehe, sie aber einfach immer wieder automatisch ablaufen? Wenn ich mich blockiert fühle, fast so, als würden unsichtbare Schnüre mich zurückhalten, wann immer ich versuche, mich vorwärtszubewegen?

Gibt es Tricks und Rezepte, um nicht nur in die Gänge zu kommen, sondern auch so lange durchzuhalten, bis die gewünschte Wende erzielt wurde?

Ja, die gibt es.

Und die fast noch bessere Nachricht lautet: Sie werden sich nicht furchtbar anstrengen müssen, sondern Sie werden es lieben. Sie werden sich selbst auf völlig neue Art und Weise kennenlernen, Sie werden lernen, Ihre Stärken, aber auch Ihre Schwächen für sich zu nutzen, und Sie werden sich selbst in die Lage versetzen, in sinnvollen Schritten, die Sie leicht bewältigen können, alles umzusetzen, was Sie sich vornehmen.

Nach meiner eigenen Heilung und mittlerweile zwölf Jahren Erfahrung mit chronisch kranken Menschen, die meist erst dann ihren Weg zu mir gefunden haben, nachdem sie sehr viel probiert und oft gehört hatten, dass sie mit ihren Beschwerden leben müssten, bin ich heute der festen Überzeugung, dass Gesundheit kein Zufall ist. Ihre Gesundheit liegt in Ihrer Hand, und ich behaupte, dass Sie sie nicht nur beeinflussen können; Sie können sie selbst (wieder?) herstellen.

Ich lade Sie herzlich ein, mir meine Ratschläge nicht einfach zu glauben, sondern sie auszuprobieren. Nur so können Sie herausfinden, ob sie funktionieren und ob sie auch bei Ihnen funktionieren.

Wovon ich Ihnen dringend abrate, ist, im Geiste mit mir zu diskutieren und nach Gegenargumenten für das, was ich erzähle, zu suchen. Es wird Ihnen nicht gelingen, mir zu beweisen, dass ich unrecht habe, denn meine persönlichen Erfahrungen zeigen mir tagtäglich, dass alles möglich ist. Sie bringen sich damit lediglich selbst um eine große Chance.

Eines meiner größten Vorbilder, Professor Dr. Manfred Winterheller, hat in einem seiner Vorträge einmal auf beeindruckende Weise ausgeführt, dass die berühmte Geschichte aus der Bibel, wie Jesus den Lahmen heilte, heute so nicht mehr funktionieren würde. Forderte der Meister heute jemanden auf, seine Trage zu nehmen und nach Hause zu gehen, würde derjenige wohl nicht geheilt aufstehen, sondern Atteste und Röntgenbilder zücken und wortreich erklären, warum das leider nicht möglich sei.

Auch mir kommt es manchmal so vor, als gehe es so manchen Klienten mehr darum, recht zu haben und für jede angebotene Lösung ein Gegenargument zu finden, anstatt sie einfach dankbar anzunehmen und umzusetzen. »Bei mir geht das nicht, weil ...« oder »Das habe ich alles schon gemacht«, höre ich dann.

Wann immer derartige Sätze in Ihnen hochkommen, entlarven Sie sie als geschickte Strategie einer Instanz in Ihrem Inneren, die Sie – evolutionsbiologisch einprogrammiert – vor Veränderungen warnt. Schmeißen Sie die Sätze aus dem Fenster, verzichten Sie auf jede innere und äußere Diskussion, und starten Sie den Praxistest. Und am besten: Starten Sie ihn jetzt.

Was immer Ihnen spannend, interessant, unmöglich oder abstoßend erscheint, probieren Sie es möglichst sofort aus. Denn womit Sie heute nicht beginnen, beginnen Sie mit großer Wahrscheinlichkeit auch morgen nicht und nächste Woche erst recht nicht.

Und nein, ich habe mich nicht vertippt, als ich gerade geschrieben habe, Sie sollten das tun, was Sie abstößt, denn hinter Ihren größten Widerständen liegen die größten Schätze verborgen. Darauf kommen wir später noch einmal zurück.

Nun aber genug der einleitenden Worte, ich freue mich viel zu sehr darauf, gemeinsam mit Ihnen richtig loszulegen.

Ihre
Alexandra Stross

Beginnen Sie am Ende!

»Eine Reise beginnt, wie sie endet«, lautet ein Sprichwort, und was es uns sagen will, ist, dass wir ein Projekt auf die gleiche Art und Weise starten sollen, wie wir uns wünschen, dass es am Ende ausgeht.

Wie ist das bei Ihnen? Wo soll Ihre Reise hingehen?

Ich meine damit nicht unbedingt Ihre gesamte Lebensreise, auch wenn es sich garantiert lohnt, auch darüber nachzudenken. Vorerst reicht es aber aus festzulegen, welches Ergebnis Sie Sie sich für das Vorhaben wünschen, das Sie veranlasst hat, dieses Buch zu kaufen.

Was wollen Sie erreichen?

Haben Sie eine klare Antwort auf diese Frage?

Wenn ja, ist das bemerkenswert, denn die meisten Menschen, die ein Gespräch mit mir buchen, haben sie nicht. Wenn ich frage, wobei ich ihnen helfen darf, erzählen sie mir, dass sie die Nase voll haben von ihren Kopfschmerzen, dass sie ihr Übergewicht loswerden wollen oder dass sie nach all ihren verzweifelten Versuchen keine Hoffnung mehr haben, von dem hartnäckigen Krebs befreit zu werden. Manche zählen eine ganze Litanei von Symptomen auf und erklären mit malerischen Worten, wie sie darunter leiden. Und man merkt gleich, dass sie diese Geschichte schon sehr, sehr oft erzählt haben. Mit ganz wenigen Ausnahmen dreht sich alles, was sie mir berichten, darum, was sie nicht mehr haben möchten. Auf mein Nachfragen, was sie sich stattdessen wünschen, folgt Schweigen oder eine Antwort wie: »Aber das habe ich doch gerade gesagt: das alles endlich loswerden.« Nur ganz wenige sagen: »Ich möchte mich endlich wieder gut fühlen« oder »Ich will wieder ganz gesund sein«, wobei auch das möglicherweise zu wenig ist.

Bevor Sie loslegen, müssen Sie wissen, wo Sie hinwollen

Was auch immer Sie erreichen wollen, Sie sollten wissen, dass Ihr Unbewusstes wie eine Suchmaschine funktioniert, wie ein Zielfernrohr, ein Navigationssystem oder sogar eine Kombination von allem. Jedenfalls haben Sie da etwas eingebaut, das genialer ist als jeder Computer der Welt. Sie müssen nur lernen, ihn für Ihre Zwecke einzusetzen.

Wenn Sie klar festlegen, wo Sie hinwollen, fängt etwas in Ihnen umgehend an, Wege dorthin zu suchen. Je klarer Sie Ihr Ziel festlegen, umso schneller werden Sie es erreichen, selbst dann, wenn Sie zu Anfang nicht den Funken einer Ahnung haben, wie das funktionieren soll. Das übernimmt die interne Suchmaschine. Wenn sich Ihre Gedanken aber in erster Linie darum drehen, was Sie stört, ist es ziemlich wahrscheinlich, dass das Unbewusste diese Programmierung als Zieleingabe missversteht und Sie immer tiefer in diesen unerwünschten Zustand hineinführt. Es handelt sich hierbei tatsächlich um eine Programmierung, denn jede Ihrer Zellen registriert jeden Ihrer Gedanken und richtet sich danach. Ihr Körper vertraut Ihnen nämlich und nimmt Ihre Aussagen, egal, ob ausgesprochen oder nicht, für bare Münze. Später werde ich ein ganzes Kapitel dem Thema widmen, wie Sie es praktisch angehen, Ihr System genauso nachhaltig auf Gesundheit und Glück einzustellen wie bisher vielleicht auf Beschwerden und Schwierigkeiten. Einstweilen glauben Sie mir bitte, dass es keine gute Idee ist, sich selbst allzu oft vorzubeten, wie schlecht es Ihnen geht. Und es natürlich auch anderen gegenüber nicht dauernd zu wiederholen, denn dann hören es Ihre eigenen Zellen ja genauso. Oder noch besser: Glauben Sie es mir nicht, sondern probieren Sie direkt aus, wie Sie sich fühlen, wenn Sie zwei Minuten lang einmal so richtig jammern und danach zwei Minuten von etwas Wunderbarem schwärmen, zum Beispiel von Ihrem letzten Urlaub, einer fantastischen Liebesnacht oder einem über alles geliebten Menschen.

Wenn Sie wachsam sind, können Sie den ganzen Tag über beobachten, dass Ihre Gedanken unmittelbaren Einfluss auf Ihre Gefühle haben.

Was auch immer Sie denken, löst in Ihnen eine dazu passende Emotion aus. Und auf diese Emotion hin veranlassen bestimmte Instanzen in Ihrem Gehirn eine Hormonausschüttung, auf die dann wiederum auch Ihr Körper reagiert.

Ist es nicht eine fantastische Nachricht, dass Sie mit Ihrer inneren Haltung die Vorgänge Ihres Körpers unmittelbar beeinflussen können? Sie können sogar Ihr gesamtes System damit in eine bestimmte Richtung lenken.

Ihr Denken beeinflusst Ihre Wahrnehmung

In jeder Sekunde sind wir von unendlich vielen Informationen umgeben und müssten zwangsläufig wahnsinnig werden, wenn wir sie alle wahrnehmen wollten. Doch zum Glück verfügen wir über einen eingebauten Filter, der aus dieser Informationsflut einen klitzekleinen Bruchteil auswählt, der dann tatsächlich bis in unser Bewusstsein dringt. Diese Aufgabe übernimmt eine Anhäufung von Nervenzellen im Zwischenhirn, die sogenannte *Formatio reticularis*, und was dort ausgefiltert wird, richtet sich wieder nach unseren Gedanken – vor allem denjenigen, die wir besonders häufig wiederholen, wie zum Beispiel feste Überzeugungen. Sie merken das im alltäglichen Leben daran, dass Sie das, was Sie besonders interessiert, vermehrt wahrnehmen: Eine schwangere Frau sieht viel mehr Schwangere als vorher; wen etwas an seinem Partner stört, dem kann es so vorkommen, als würde er dieses Verhalten fast ununterbrochen an den Tag legen; und eine Frau, der die Mutter in der Kindheit jahrelang vorgekaut hat, dass man sich auf Männer nicht verlassen kann, ist es möglich, dass sie tatsächlich ihr ganzes Leben lang keinen verlässlichen Partner kennenlernt. Selbst wenn ihr einer begegnete, würde sie ihn nicht wahrnehmen. Wer auf Probleme ausgerichtet ist, wird überall Probleme sehen und Lösungen gar nicht als solche erkennen. Wenn Sie aber nach Lösungen suchen, werden sie sich überall zeigen.

Kein konkretes Ziel zu haben bedeutet, dass es Ihrem System unmöglich ist, Möglichkeiten zu finden, dorthin zu kommen. Die Chance, dass Sie etwas finden, von dem Sie nicht wissen, dass Sie es suchen, ist äußerst gering. Sie können hundertfach einen Weg passieren, der Sie genau dort hinbringen würde, wo Sie schon immer sein wollten, aber ohne Zielvorstellung werden Sie ihn höchstwahrscheinlich nicht erkennen.

Denken Sie an Ihr Navigationssystem im Auto. Was geben Sie dort ein? Natürlich den Zielort. Den Ausgangspunkt kann das Gerät ganz leicht ermitteln, denn es befindet sich ja am selben Ort wie Sie gerade. Ihr Gehirn funktioniert genauso. Ihm ständig zu sagen, wo Sie im Moment stehen, können Sie sich komplett sparen. Und wenn es Ihnen dort, wo Sie sind, nicht gefällt, teilen Sie ihm bitte schön mit, wo Sie stattdessen hinwollen, weil Sie sonst bis auf Weiteres dort festsitzen. Ihr Bewusstseinsfilter, die *Formatio reticularis*, schaltet sich nicht einfach so lange ab, bis eine konkrete Zieleingabe kommt, sie nimmt vielmehr all Ihre täglichen Gedanken als Auftrag und achtet durch konsequente Ausblendung sämtlicher Alternativen darauf, dass Sie Ihren Standpunkt beibehalten können.

Das ist übrigens schon wieder eine gute Nachricht, denn wie käme Ihr System dazu, Ihr Schiff in eine andere Richtung zu lenken als die, die Sie in der Kommandozentrale eingeben? Und wie sollte es jemals aus den Millionen vorhandener Möglichkeiten diejenige erraten, die Ihnen zusagt? Das könnte nicht funktionieren, und die Natur ist bekannt für ihre höchst praktischen Lösungen. Wenn Sie also noch nicht da stehen, wo Sie gerne wären, ist alles, was Sie tun müssen, den Dampfer mit Ihren Gedanken in die richtige Richtung zu lenken. Dann dauert es gar nicht lange, bis Sie auch dort ankommen.

Formulieren Sie ein konkretes Ziel

Das können Sie natürlich nur, wenn Sie wissen, wo Sie eigentlich hinwollen. Das heißt: Sie brauchen ein Ziel. Und dieses Ziel kann gar nicht konkret genug sein. Formulieren Sie es klar und deutlich aus, am besten schriftlich, in Worten, unter denen Sie sich auch tatsächlich etwas vorstellen können.

Gehen wir zum Beispiel davon aus, Sie würden sich wünschen, beweglicher zu sein. Nur das auszudrücken wäre viel zu vage und die Wahrscheinlichkeit gering, dass Sie jemals etwas erreichen würden. Überlegen Sie sich, was das ganz genau für Sie bedeutet. Wollen Sie sich wieder selbst Ihre Schuhbänder binden können, im Stehen bei gestreckten Beinen mit den Fingerspitzen den Fußboden berühren, oder wollen Sie einen Spagat machen, während Sie im Handstand balancieren?

Oder Sie sind krank und wollen wieder gesund werden. Was verbinden Sie damit? Was werden Sie dann tun, was Sie jetzt, nicht machen können? Woran werden Sie merken, dass es jetzt, ganz genau jetzt, so ist, wie Sie es sich erträumt haben?

Ich habe vorher kurz angedeutet, dass es zwar schon um einiges besser ist zu sagen »Ich möchte wieder gesund sein« als »Ich habe die Nase voll davon, krank zu sein«, es ist aber immer noch verbesserungswürdig. Ihr Unbewusstes ist ähnlich wie ein Kind, es denkt in Bildern. Wenn Sie eine ganz bestimmte Situation vor Ihrem inneren Auge »sehen« können, während Sie an Ihr Ziel denken oder davon sprechen, wird es Ihrem eingebauten Navigationssystem viel leichter fallen, Sie schnellstmöglich dorthin zu führen. Jemand, der sich im Moment kaum bewegen kann, könnte sich beispielsweise vorstellen, einen Berg zu besteigen oder Skifahren zu gehen. Jemand, der ganz viele Nahrungsmittel nicht verträgt, kann sich wahrscheinlich kaum etwas Schöneres ausmalen, als sich an einem reichhaltigen Büfett nach Herzenslust zu bedienen oder, noch besser, anlässlich seiner Genesung eine große Party mit einem solchen Büfett zu schmeißen. Oder soll es doch lieber eine Reise in ein Fünfsternehotel ans andere Ende der Welt sein, wo man gleich zwei Wochen am Stück nach Herzenslust schlemmen kann?

Wie ist das bei Ihnen? Was würde Ihnen viel bedeuten, wenn Sie es endlich wieder machen könnten? Oder gibt es da etwas, das Sie womöglich überhaupt noch nie getan haben, von dem Sie aber schon ganz lange träumen und das Ihnen im Moment einfach nicht möglich ist? Stellen Sie sich doch jetzt einmal vor, wie es wäre, das zu tun, und beobachten Sie, was dabei in Ihnen vorgeht. Versuchen Sie, wenn möglich, all Ihre Sinne in die Vorstellung einzubeziehen. Was sehen Sie? Wo genau befinden Sie sich? Wie sind die Lichtverhältnisse dort? Welche Farben herrschen vor? Ist es warm oder kalt? Können Sie auch etwas riechen? Gibt es noch andere Eindrücke, die eine Rolle spielen? Wie ist zum Beispiel der Fußboden beschaffen, auf dem Sie stehen, oder weht der Wind? Was für Kleidung tragen Sie? Wer ist bei Ihnen? Was machen Sie und wie fühlt es sich an?

Können Sie jetzt nachvollziehen, dass ein solches inneres Bild eine wertvolle Hilfe sein kann, um ein Ziel zu erreichen? Egal, ob Sie gesund werden oder Ihr Traumgewicht erreichen wollen, sich einen Partner wünschen oder beruflichen Erfolg: Stellen Sie sich Ihr Ziel zunächst einmal vor, um so nahe wie möglich mit dieser Energie in Verbindung zu kommen. Je detailreicher, umso besser.

Ihre Energie muss zu dem passen, was Sie sich wünschen

Mit Sicherheit haben Sie schon einmal den Spruch gehört, Gleiches ziehe Gleiches an. Menschen sind nämlich vergleichbar mit einem Radiogerät, das einerseits eine bestimmte Frequenz von seinem Sender empfängt und dabei selbst in der gleichen Frequenz sendet. Niemals kann eine andere Frequenz abgegeben als aufgenommen werden und umgekehrt. Bei Ihnen ist das ganz ähnlich. Das, was Sie aussenden, empfangen Sie auch. Sicher kennen Sie ständig schlecht gelaunte Menschen, die eine Menge darüber erzählen können, wie unmöglich alle anderen sich benehmen und wie schlimm die Welt im Allgemeinen ist. Die Armen können gar nichts anderes wahrnehmen als Schlechtes und Böses; auf die Frequenz, auf der die tollen Dinge geschehen, sind sie nicht eingestellt.

Also Achtung: Wenn sich in Ihrem Kopf nur Ihre Schmerzen und Beschwerden drehen, können Sie gar nicht gesund werden.

Andererseits werden Sie umso schneller gesund, je mehr Sie in Kontakt mit der dazugehörigen positiven Energieschwingung kommen.

Und für den Fall, dass diese Information für Sie nicht neu ist: Halten Sie bitte kurz inne, und fragen Sie sich, wie konsequent Sie dieses Wissen tatsächlich anwenden. Ist es möglich, dass hier noch Luft nach oben ist?

Es geht also um drei Dinge: Erstens sollten Sie sich stets auf das Ergebnis ausrichten, das Sie erreichen möchten, zweitens sollten Sie eine ganz konkrete Vorstellung davon haben, wie genau dieses Ziel aussehen und sich anfühlen soll, und selbstverständlich sollte es drittens auch wirklich eine große Anziehungskraft auf Sie ausüben. Es sollte absolut ausgeschlossen sein, dass Sie sich in einem inneren Zwiespalt befinden, in dem Sinn, dass ein Teil von Ihnen den Vorsatz gar nicht so prickelnd findet. Einer der häufigsten Gründe, warum Menschen scheitern, sind unbewusste innere Konflikte.

Ein weitverbreitetes Beispiel ist jemand, der gerne Gewicht verlieren möchte, dabei aber sofort an Verzicht und schrecklichen Hunger denkt. Er sieht Bilder vor seinem geistigen Auge, wie er bei den verschiedensten gesellschaftlichen Anlässen von Menschen umgeben ist, die sich die Teller mit Leckereien beladen, um sie genussvoll zu verzehren, während er selbst deprimiert an einer Möhre knabbert und von allen belächelt wird. Die Wahrscheinlichkeit, dass die geplante Diät unter diesen Voraussetzungen wirklich ein Erfolg wird, ist gering.

Es versteht sich von selbst, dass alles, was Sie erreichen wollen, stets auch Nachteile mit sich bringt. Sich für eine Sache zu entscheiden bedeutet immer, auf ganz viele andere zu verzichten, und wenn das dauerhaft funktionieren soll, muss der Entschluss aus ganzem Herzen getroffen werden. Doch wie kann das trotz all der Nachteile gelingen?

Finden Sie die versteckten Vorteile Ihres momentanen Zustandes

Ganz wichtig ist, sich zunächst einmal bewusst zu machen, was eigentlich die Vorteile des momentanen Zustandes sind beziehungsweise welche Nachteile es für Sie hätte, ihn aufzugeben. Bei dem Beispiel mit der Diät liegt es auf der Hand, dass man sich den einen oder anderen Genuss versagen muss, was auf den ersten Blick wenig verlockend erscheint.

Schwieriger wird es schon herauszufinden, worin der Nutzen einer schweren Krankheit für den Betroffenen liegt. Vor allem, weil der Kranke sich dieses Nutzens in der Regel selbst nicht bewusst ist. Dennoch ist er stets vorhanden, und es lohnt sich wirklich, hier ganz aufmerksam hinzuschauen, weil ein geschickt verborgener Vorteil jede Bemühung, gesund zu werden, sabotieren kann. In vielen Fällen liefern Beschwerden die geeignete Ausrede für einen Rückzug, den man sich nicht zugestehen will. Eine meiner Klientinnen war zum Beispiel mit der Pflege ihrer Mutter komplett überfordert und entwickelte selbst eine schwere Krankheit. Niemals hätte sie es sich erlauben können, als Gesunde ein wenig kürzerzutreten. In abgeschwächter Form kann man dieses Phänomen auch bei Firmenevents oder Familienfeiern beobachten. Diejenigen, die vorher schon wenig Lust auf die bevorstehende Unternehmung hatten, fangen sich kurz vor knapp noch eine Grippe ein und können nicht dabei sein. Und das soll keineswegs heißen, dass sie krankfeiern, nein, sie liegen tatsächlich mit Fieber im Bett. Es war ihr Körper, der das, was sie sich selbst nicht eingestehen wollten, durchgesetzt hat.

Sehr häufig bringen Krankheitssymptome den Betroffenen auch Aufmerksamkeit, Zuwendung und Rücksichtnahme ein, was diese manchmal sogar dazu missbrauchen, Macht über andere auszuüben. Ich nehme an, auch Sie kennen jemanden, der so bedauernswert ist, dass er andere ständig dazu bringt, nach seiner Pfeife zu tanzen.

Ich möchte noch einmal zurückkehren zu dem Beispiel meiner Klientin, die krank wurde, obwohl – oder vielmehr weil – sie ihre Mutter pflegen musste. Das wirklich Interessante an dem Fall war nämlich, dass die Mutter ihr zum Vorwurf machte, ihre Krankheit sei frei erfunden und sie lasse sie eiskalt im Stich. Intuitiv erahnte sie also den Krankheitsnutzen der Tochter, übersah aber gleichzeitig, dass auch sie selbst gar nicht gesund werden wollte, weil sie sonst die Legitimation verloren hätte, sich stets in den Mittelpunkt zu stellen.

Barbara, eine junge schöne Frau, kam zu mir, weil sie schon zum zweiten Mal Krebs hatte. Natürlich wünschte sie sich nichts mehr, als gesund zu werden, vor allem weil sie alleinerziehende Mutter einer achtjährigen Tochter war. Als ich sie fragte, wie ihr Leben nach ihrer Heilung aussehen sollte, sagte sie, das könne sie jetzt noch nicht sagen, es stünde nämlich erst eine schwere Entscheidung an. Sie hatte eine gehobene, aber stressige Anstellung und musste häufig verreisen, was sie in innere Konflikte gestürzt und ihr das Gefühl gegeben hatte, eine schlechte Mutter zu sein. Sie vermutete zwar einen Zusammenhang zwischen der Entstehung ihrer Krankheit und dem stressigen Job, doch es fiel ihr alles andere als leicht, sich vorzustellen, die finanzielle Sicherheit einfach aufzugeben. Gut möglich also, dass ein Teil von ihr wirklich gesund werden wollte, ein anderer Teil jedoch fürchtete sich vor der nötigen Entscheidung und vor dem, was danach kommen würde.

Weil das denkbar schlechte Voraussetzungen für eine schnelle und vollständige Genesung waren, mussten wir als ersten gemeinsamen Schritt eine rundum verlockende Perspektive für Barbaras Zukunft finden. Doch das gestaltete sich schwierig, und ich schlug ihr vor, sie solle bis zu unserem nächsten Gespräch alle Aspekte zusammentragen, die unbedingt Bestandteil ihres künftigen Lebens sein sollten, wie zum Beispiel ausreichend Freizeit mit ihrer Tochter und eine glückliche Partnerschaft. In Bezug auf den Beruf sollte sie ebenfalls notieren, was bereits feststand, wie das Gehalt, das sie brauchen würde, um ihren Lebensstandard aufrechtzuhalten, oder die Tätigkeitsbereiche, die sie mit Sicherheit weiterhin ausüben wollte. Die Themen, bei denen sie sich noch nicht festlegen konnte, sollte sie zunächst aussparen, wie zum

Beispiel die Frage, ob sie weiterhin im gleichen Konzern bleiben oder kündigen wollte.

Indem ich ihr den Druck nahm, sich sofort entscheiden zu müssen, dem sie sich selbst die ganze Zeit ausgesetzt hatte, konnte sie wieder spüren, was sie eigentlich wollte, und als wir uns das nächste Mal sahen, erklärte sie mir, dass sie am liebsten innerhalb ihrer Abteilung einen anderen Verantwortungsbereich ohne Reisetätigkeit bei leicht reduzierter Stundenanzahl übernehmen würde.

So hatte sie wieder ein klares Ziel vor Augen und sie nutzte die zwei Monate bis zum Ende ihres Krankenstandes unter anderem dazu, nach Argumenten zu suchen, um auch ihren Chef von der Sinnhaftigkeit dieser Änderung zu überzeugen. Wie sich herausstellte, gelang ihr das schließlich auch. Ich bin fest davon überzeugt, dass wir eigentlich immer die freie Wahl haben und jedes Ziel erreichen können, wenn wir uns klar genug entscheiden und konsequent ausrichten. Wenn meine Klienten mir sagen: »Ich weiß aber gar nicht, was ich wirklich will«, bleibe ich hartnäckig. Man muss auch nicht *alles* wissen, aber *etwas* weiß man immer. Zunächst reicht es, einen ersten Schritt in eine bestimmte Richtung zu gehen, dann ergibt sich vieles Weitere. Es gilt, einen Anfang zu machen, das festzuhalten, was man bereits weiß, und wenn man damit erst einmal begonnen hat, stellt sich schnell heraus, dass das so wenig gar nicht ist.

Halten Sie fest, was klar ist, und bleiben Sie lösungsorientiert

Sehr viele Menschen, die mit chronischen Problemen zu mir kommen, haben ihren Platz im Leben noch nicht richtig gefunden, und so suche ich gemeinsam mit ihnen im Laufe des Heilungsprozesses auch nach der Lebensaufgabe. In diesem Zusammenhang höre ich besonders oft den Satz: »Ich habe überhaupt keine Idee davon, was mich wirklich erfüllen würde.« Doch mit ein bisschen Anleitung hat sich das noch immer als Illusion erwiesen. Wenn man erst einmal begonnen hat zusammenzutragen, was man gut kann, was einem Freude macht, was man bisher alles erlebt hat und welche Probleme sich wie ein roter Faden durch das Leben ziehen, hat man genügend Punkte, an denen man ansetzen kann, damit sich alles Weitere zusammenfügt. Das Wichtigste ist nur, sich nicht dauernd vorzubeten, dass man nicht weiterkommt, sondern beständig nach einer Lösung zu suchen. Manchmal hilft es schon, sich ein wenig anders auszudrücken. Sagt man: »Ich weiß es einfach nicht«, verschließt man die Tür zu einer Antwort, die einen weiterbringen könnte. Ganz anders ist eine Formulierung wie: »Ich bin noch auf der Suche nach meiner Bestimmung.« Können Sie den Unterschied spüren?

Um sich dem, was noch unklar ist, anzunähern, stellen Sie Fragen in den Raum und lassen Sie sie wirken. Mein Vorschlag: Wann immer Sie irgendetwas wissen wollen, schreiben Sie es einfach nur auf. Nach ein paar Stunden oder spätestens nach wenigen Tagen wird sich ein erstes Ergebnis zeigen, das Sie bitte ebenfalls notieren. Mit diesem einen Punkt können Sie mit hoher Wahrscheinlichkeit schon etwas anfangen. Achten Sie jedoch darauf, konstruktive, lösungsorientierte Fragen zu stellen, die nicht mit dem Wort »warum« beginnen. Fragen Sie sich also nicht: »Warum bin ich krank?«, denn wenn Sie sich gefühlsmäßig auf diese Formulierung einlassen, wird Ihre interne Suchmaschine sofort Antworten auswerfen, die sich in etwa so anhören könnten: »Weil du ein Pechvogel bist«, »weil das in der Familie erblich bedingt ist« oder »weil du zu wenig auf dich geachtet hast«. Das wird kein gutes Gefühl in Ihnen auslösen und bringt Sie Ihrer Lösung kein Stück näher.

Fragen Sie stattdessen: »Was kann ich alles tun, um gesund zu werden?«, »Welche meiner Stärken bringt mich hier weiter?« oder »Wo könnte ich noch nach einer Lösung suchen, wen könnte ich noch fragen?«, werden Sie sich unmittelbar besser fühlen, selbst wenn Sie noch gar keine Antwort erhalten haben.

Im Hinblick auf die oben erwähnte Tatsache, dass unbewusste innere Einwände das Umsetzen eines Vorhabens extrem behindern können, ist eine sehr interessante Fragestellung auch die folgende: »Welche Argumente sprechen dagegen, mein Ziel zu erreichen?« Das wird Ihnen zwar Resultate liefern, die zunächst einmal negativ anmuten und auf die Sie vielleicht auch gar nicht stolz sein werden, trotzdem ist es extrem wertvoll, jedes mögliche Hindernis zu kennen, um es ausräumen zu können.

In der schlimmsten Phase meiner Erkrankung war ich mitten im Tiermedizinstudium und hatte nicht nur Anwesenheitspflicht in praktischen Übungen, die einer Vollzeitbeschäftigung entsprachen, sondern musste auch noch die halbe Nacht lang lernen, um nicht zu riskieren, aus einer dieser Veranstaltungen hinauszufliegen. All diesen Stress absolvierte ich mit Bestleistungen in der Mindeststudienzeit, aber auch mit grauenvollen Darm- und Herzbeschwerden. Ich wog damals 45 Kilogramm bei einer Größe von einem knappen Meter siebzig.

Vielleicht können Sie erraten, was dabei herauskam, als ich in diesem Zustand die Frage auf mich wirken ließ, was dagegen sprechen könnte, gesund zu werden. Auch wenn es mir ein wenig peinlich ist, aber die Krankheit war eine meiner Strategien, mich zu etwas Besonderem zu machen und mich über meine Kommilitonen zu erheben. Es reichte nicht aus, viel zu wissen und gute Noten zu haben, denn in der Hinsicht waren ein paar andere genauso gut wie ich. Ich war aber die Einzige, die so schwer leiden musste und trotzdem fantastische Leistungen erbrachte. Natürlich wollte ich mir auf diese Weise nicht nur die Anerkennung der anderen Studenten, sondern auch die meiner Eltern und meines damaligen Ehemannes sichern.

Im Nachhinein glaube ich allerdings, dass ich durch mein ewiges Drama für meine Mitmenschen eine erhebliche Belastung war, denn eine wahre Freude war es wohl nicht, Zeit mit mir zu verbringen.

Bei all dem Elend gab mir diese unbewusste Herangehensweise ein Gefühl der Überlegenheit, das einem Teil von mir wichtiger war, als gesund zu sein. Mir das ehrlich einzugestehen war ein Meilenstein in meinem Heilungsprozess. Allerdings verurteilte ich mich zunächst dafür, was es mir nicht erleichterte, aus diesem Muster auszusteigen. Was mir dann wirklich geholfen hat, war, dieses starke innere Bedürfnis, meinen Selbstwert zu stärken, ernst zu nehmen. Es half mir sehr, dass ich in dieser Zeit sehr viel esoterische Literatur las und immer wieder auf den Hinweis stieß, dass liebevolles Annehmen eines Zustandes viel schneller zu dessen Auflösung führt als ein erbitterter Kampf.

Ersetzen Sie versteckte Vorteile durch andere

Also suchte ich nach einer anderen Möglichkeit, mich besonders fühlen zu können, ohne zu leiden, und erschuf mir ein Ziel, das all meinen inneren Anteilen als erstrebenswert erschien. Mein neues Projekt bestand schließlich darin, dass ich es schaffen wollte, mich während meines herausfordernden Studiums selbst zu heilen. Wenn ich nur daran dachte, dass mir das gelingen könnte, wurde mir warm ums Herz und es begann in mir zu kribbeln, fast wie wenn ich frisch verliebt gewesen wäre. Allein durch dieses Vorhaben ließen umgehend ein paar meiner Symptome nach. Das klingt vielleicht unglaublich, ist aber leicht zu erklären. So viele Jahre lang war ich stets innerlich gespalten gewesen. Ohne mir dessen bewusst zu sein, war ich gefangen in der Vorstellung, dass ich entweder auf Gesundheit oder die Liebe und Anerkennung meiner Mitmenschen verzichten müsste. Mein neues Ziel löste diesen Konflikt sofort in Luft auf, und das wirkte sich unmittelbar auf meinen Körper aus.

Unnötig zu sagen, dass die Vorstellung, in die ich mich da jahrelang gezwängt hatte, vollkommen irrsinnig war und mit der Realität nicht das Geringste zu tun hatte. Von außen oder rückblickend kann ich das sehr gut erkennen, aber als ich mittendrin steckte und ganz viele Emotionen beteiligt waren, sah die Sache anders aus.

Einige Jahre später konnte ich noch einmal einen ganz ähnlichen Mechanismus beobachten. Ich erkannte, dass ich meinen beruflichen Erfolg sabotierte, weil ich große Angst davor hatte, all das zu erreichen, was ich mir immer gewünscht hatte, und darin vielleicht doch keine Erfüllung zu finden. In diesem Fall war es noch leichter, meine Zielvorstellung so anzupassen, dass ich sie mit ganzem Herzen verfolgen konnte. Ich richtete mich einfach auf Erfolg und innere Erfüllung gleichzeitig aus.

Wenn Sie schon länger etwas erreichen wollen und es nicht schaffen, gibt es möglicherweise auch in Ihnen eine solche innere Zerrissenheit, die auf Interpretationen der Wirklichkeit beruhen, die unter Umständen noch aus Ihrer Kindheit stammen. Lassen Sie sich einmal auf die Frage ein, was Ihrem Vorhaben entgegenstehen könnte, und notieren Sie alles, was kommt. Ganz ohne Zensur und ganz ohne Selbstkritik. Im Anschluss daran nehmen Sie alle inneren Einwände in Ihrer perfekten Vision vorweg. Feilen Sie so lange, bis Sie Herzklopfen bekommen, wenn Sie anderen von Ihrem Vorhaben erzählen, und es nicht mehr den geringsten Zweifel daran gibt, dass alle Anteile Ihrer Persönlichkeit an einem einzigen Strang ziehen und das ganze Schiff in die vorgegebene Richtung steuern.

Mit ziemlicher Sicherheit werden Sie auf dem Weg zu Ihrem Ziel das eine oder andere Hindernis überwinden müssen. Das schaffen Sie nur, wenn Sie wirklich motiviert sind, wobei diese Motivation Ihnen im Idealfall eine starke und anziehende Vorstellung Ihres gewünschten Ergebnisses liefert. Wenn das bisher noch nicht der Fall ist, überarbeiten Sie Ihre Zielvorstellung.

Sie brauchen einen guten Grund für Ihr Vorhaben

Vielleicht haben Sie sich schon einmal gefragt, warum manche ganz Unglaubliches erreichen, während andere so gut wie nichts zuwege bringen. Jetzt wissen Sie es: Erstere sind nicht notwendigerweise die besseren Menschen; sie haben vielmehr einen richtig guten Grund. Bei meiner Arbeit erlebe ich es immer wieder, dass diejenigen mit der größeren Motivation sich aus viel schlechteren Ausgangssituationen herausmanövrieren können als andere, die viel bessere Bedingungen haben, aber nicht wirklich wissen, warum sie sich anstrengen sollten. Ich habe Menschen an relativ banalen Symptomen sterben sehen, weil es nichts gab, was sie gehalten hätte. Andere sind durch den Zugang zu einer guten Vision rasend schnell gesund geworden, obwohl sie mich ursprünglich nur aufgesucht hatten, weil man ihnen im Krankenhaus erklärt hatte, man könne nichts mehr für sie tun, und sie sollten zum Sterben nach Hause gehen.

Achten Sie also stets darauf, für Ihre Vorhaben einen wirklich guten Grund zu haben. Und noch einmal: Wenn Sie diesen Grund im Moment nicht sehen können, sagen Sie nicht: »Ich habe keinen«, sondern lieber: »Ich suche ihn noch«.

Denken Sie stets einen Schritt weiter als nur bis zur ersten Idee einer Absicht. Wenn Sie gesund werden wollen und auch nur einen Hauch von Angst spüren, dass sich Ihr Partner dann weniger um Sie kümmern könnte, stellen Sie sich vor, was Sie alles gemeinsam unternehmen werden, wenn Sie erst wieder richtig fit sind, und wie Sie beide dann noch mehr zusammenwachsen.

Wenn – wie im obigen Beispiel der vom Job gestressten Mutter – auch Ihre Beschwerden darauf hindeuten, dass Sie eine unbequem gewordene Situation hinter sich lassen sollten, überlegen Sie sich genau, wie Sie sich wünschen würden, dass alles ausgeht. So vieles ist nur deshalb unmöglich, weil wir es dafür halten. Oft kann man scheinbar unvereinbare Dinge mit ein bisschen Fantasie und Lösungsorientierung wunderbar kombinieren.

Wenn Sie Bedenken haben, etwas zur Sprache zu bringen, was Sie schon lange hätten sagen sollen, stellen Sie sich vor, wie Sie in der Lage sind, sich so auszudrücken, dass der andere Sie richtig versteht – und wie Sie dann gemeinsam sämtliche Missverständnisse und Probleme aus dem Weg räumen. Suchen Sie in jedem Fall so lange nach einer guten Lösung, bis Sie sie gefunden haben, und akzeptieren Sie kein »Es geht nicht«. Verfolgen Sie aber auch keine Ziele, für die Sie sich nicht oder

noch nicht mit ganzem Herzen engagieren können, das ist Energiever-
schwendung.

Jeder Einwand ist wertvoll

Nehmen Sie jeden Einwand auch dann ernst, wenn er nicht von einer
inneren Stimme kommt, sondern von einem anderen Menschen. Sehr
oft spiegeln Freunde, Bekannte und Verwandte ja unsere eigenen Bedenken. Wenn Sie also jemandem von Ihrem Plan erzählen und die gewünschte Begeisterung ausbleibt, nehmen Sie es nicht persönlich. Ganz
im Gegenteil, seien Sie dankbar dafür, dass derjenige sich um Sie sorgt,
und überprüfen Sie genau, ob es sich um einen wertvollen Hinweis auf
etwas handelt, das Sie in Ihrer Zielvorstellung noch nicht berücksich-
tigt hatten. Als ich zum Beispiel beruflich umsattelte – von Tierärztin
zu dem, was ich jetzt mache, wofür es noch nicht einmal einen richtigen Namen gibt –, musste ich mir natürlich etliche gut gemeinte Ratschläge von besorgten Familienmitgliedern anhören. Zunächst war ich
genervt davon, denn ich hätte mir sehr gewünscht, von ihnen volle Rü-
ckendeckung zu bekommen. Umso mehr, als ich mir selbst unsicher
war. Einerseits spürte ich, dass dieser Schritt für meine eigene Genesung phänomenal wichtig sein würde, andererseits hatte ich auch eine
Menge Angst davor, einen so angesehenen akademischen Beruf gegen
etwas einzutauschen, bei dem ich Probleme hatte, es zu erklären. Das,
was ich am wenigsten wollte, war schließlich, als unseriös abgestem-
pelt zu werden. Also nutzte ich schließlich all diese Einwände, um mir
umso genauer zu überlegen, wie ich wahrgenommen werden und wofür
ich stehen wollte, und definierte eine eigene Berufsbezeichnung, mit
der ich mich identifizieren konnte. Seither nenne ich mich »Körperdol-
metscherin«, weil ich es als eine meiner wichtigsten Aufgaben sehe, die
Botschaften des Körpers und seiner Symptome für seine »Inhaber« zu
übersetzen.

Im Grunde genommen ist jeder innere Konflikt nur ein Mangel an Klarheit, der dazu einlädt, sich konkreter auszurichten beziehungsweise sich zunächst zu überlegen, worauf man sich überhaupt ausrichten möchte.

Lenken Sie Ihre Aufmerksamkeit möglichst konsequent weg von den Dingen, die Sie stören, und lenken Sie sie dorthin, wo Sie hinwollen. Formulieren Sie Ihr Ziel klar und mit so vielen Details, wie es Ihnen möglich ist. Selbstverständlich können Sie im Laufe der Zeit auch weitere Details hinzufügen. Stellen Sie sich ein oder mehrere ganz konkrete Bilder vor, die Sie damit verbinden und die Ihnen, wenn es so weit ist, ganz klar sagen werden, dass Sie jetzt angekommen sind. Es ist viel zu schwammig, sich nur »besser fühlen« zu wollen. Hierbei entsteht weder ein bestimmtes Bild in Ihrem Kopf noch eine Emotion, die Sie motivieren könnte, alles zu tun, was notwendig ist, um es zu erreichen. Außerdem würden Sie mir ein Jahr später nur sehr schwer die Frage beantworten können, ob Ihr Projekt erfolgreich war, denn Sie werden sich gar nicht mehr erinnern können, wie Sie sich genau gefühlt haben, als Sie gestartet sind. Demzufolge bleibt auch das Erfolgserlebnis aus, das oft sogar schöner ist als das erreichte Ziel selbst: Wenn Sie sich selbst beweisen, dass Sie die Dinge, die Sie sich vornehmen, auch umsetzen, wächst Ihr Selbstwertgefühl, und Sie bekommen nachhaltig das Vertrauen, Ihr Leben im Griff zu haben und die Dinge beeinflussen zu können.

Zahlen helfen Ihnen, konkret zu werden

Eine sehr nützliche Methode besteht darin, sich mit konkreten Zahlenangaben, die Ihr Ergebnis noch überprüfbarer machen, selbst festzunageln. Zum Beispiel eine bestimmte Anzahl von Kilos, die Sie verlieren wollen, oder ein konkretes Datum, bis zu dem das Resultat Ihrer Bemühungen eingetreten sein soll. Weitere konkrete Vereinbarungen könnten sich so anhören: »Ich trinke sechs Gläser Wasser am Tag« und »Ich treibe zweimal die Woche eine halbe Stunde Sport«, natürlich verbunden mit der Vorstellung, wie sehr Ihnen das Spaß macht, wenn Sie gemeinsam mit Freunden Ihren gesunden Körper genießen. Oder, wenn Ihnen das noch attraktiver erscheint, wie Sie den Sex mit Ihrem Partner wieder ganz anders erleben, wenn Sie stolz darauf sind, sich zu zeigen.

Sie brauchen für jedes Ihrer Ziele eine Vision, die wirklich verlockend für Sie ist, die Ihnen etwas bedeutet. Und das umso dringender, wenn Ihr Vorhaben Ihnen im Moment fast unerreichbar erscheint und es Sie Überwindung kostet, sich überhaupt auf den Weg zu machen.

Ich möchte Ihnen hierzu noch zwei Beispiele aus meiner Praxis geben. Erst kürzlich kontaktierte mich eine junge Frau namens Simone, weil sie abnehmen wollte. Genau zwanzig Kilo wollte sie verlieren, darauf hatte sie sich schon vor unserem Gespräch festgelegt. Ich fragte sie, was sie gerne machen würde, wenn sie das geschafft hätte, ob es da etwas gebe, was ihr wichtig und im Moment nicht möglich sei. Die Antwort kam wie aus der Pistole geschossen: »Ich möchte endlich wieder mein Dirndlkleid anziehen.«

Wir setzten gemeinsam einen Vertrag auf, in dem sie sich selbst versicherte, dass sie dafür sorgen würde, an einem genau festgelegten Datum im nächsten Frühjahr in ihrem Lieblingsdirndl das Kirchweihfest zu besuchen. Sie unterzeichnete den Vertrag und bewahrt ihn jetzt bis zu seiner Erfüllung in ihrem Schreibtisch auf. Mit diesem Vorgehen haben wir optimale Grundvoraussetzungen dafür geschaffen, dass Simone schon bald gertenschlank sein wird. Neben Bildern liebt das Unbewusste nämlich auch Rituale, wie diese Vertragsunterzeichnung, und reagiert besonders gut darauf. Damit wird ein äußeres Zeichen dafür gesetzt, dass einem das Ziel wirklich wichtig ist. An Simones Vision mussten wir nicht mehr feilen, denn das Leuchten in ihren Augen, wenn sie von ihrem Dirndl sprach, zeigte mir, dass wir von einer ausreichenden Anziehungskraft ausgehen konnten.

Selbst Horrorvorstellungen können zu verlockenden Zielvisionen werden

Bei einer anderen Klientin war es wesentlich schwieriger, ein Ergebnis für sie attraktiv zu gestalten. Melanie hatte Panikattacken entwickelt, etwa ein halbes Jahr nachdem ihr Mann begonnen hatte, nach seinen Auftritten als Musiker tagelang nicht nach Hause zu kommen. Verständlicherweise löste dieses Verhalten in ihr die unterschiedlichsten Emotionen aus. Einerseits machte sie sich riesige Sorgen, dass ihm etwas zustoßen könnte, dass er sie betrog oder dass er so viel Geld ausgab, dass für den Rest des Monats zu wenig für die Familie bleiben würde. Andererseits machte seine Respektlosigkeit sie wütend, denn er ging noch nicht einmal ans Telefon, wenn sie versuchte, ihn anzurufen. Zudem blieb in dieser Zeit die gesamte Verantwortung für Haus, Familie und diverse Verpflichtungen allein an ihr hängen. Nicht zuletzt war sie auch traurig, weil es ihr offensichtlich erschien, dass er sie weniger liebte als sie ihn. Sich von ihm zu trennen kam für sie jedoch nicht infrage, dazu war sie noch nicht bereit, und ich hätte ihr auch nicht dazu geraten. Einfach nur zu fliehen und dabei zu leugnen, dass das, was da passierte, ja auch etwas mit ihr zu tun hatte, wäre keine nachhaltige Lösung gewesen. Über kurz oder lang hätte sich sicher ein ähnliches Problem mit einem anderen Partner wiederholt.

Ich riet ihr also, zunächst aus *ihren* Mustern auszusteigen, anstatt es von *ihm* zu verlangen. Ich nannte ihr meinen Leitsatz, dass immer der am meisten zu lernen hat, der am meisten leidet; dabei hatte ihr Mann auch gar keinen Grund, etwas zu verändern, er fühlte sich mit der bestehenden Situation ja pudelwohl. Tatsächlich war es so, dass Melanie sich schon von früheren Partnern im Stich gelassen gefühlt hatte oder einfach im Stich gelassen worden war. Alle waren unzuverlässig, betrogen sie und manche waren irgendwann sogar wortlos aus ihrem Leben verschwunden, ohne wenigstens mit ihr Schluss zu machen. Ganz offensichtlich gab es da einen wichtigen Lernprozess für sie. Sie war eingeladen, sich von ihrer

Bedürftigkeit zu befreien, die all ihre Partner dazu brachte, sich von ihr zurückzuziehen. Sie durfte lernen loszulassen, ihre Bedürfnisse selbst zu erfüllen und den anderen so zu akzeptieren, wie er war.

Sie können sich bestimmt vorstellen, dass ihr die Aussicht zunächst überhaupt nicht behagte, ihrem Mann noch nicht einmal eine Szene zu machen, sondern ihn freundlich zu empfangen, wenn er nach drei Tagen, in denen sie nicht einmal wusste, wo er gewesen war, endlich nach Hause kam. Ihr Verstand spielte da nicht mit, sie empfand dieses Vorgehen als totale Selbstaufgabe und Kapitulation. Sie konnte sich doch nicht noch kleiner machen!

Das ist übrigens ein typisches Beispiel dafür, dass wir die Dinge oft ganz anders interpretieren, als sie wirklich sind. In Wahrheit machte sie sich mit ihren fürchterlichen Szenen klein, ja geradezu lächerlich und uninteressant. Sie gab ihrem Partner damit unmissverständlich zu verstehen, dass er sie emotional voll in der Hand hatte und dass sie in den Tagen seiner Abwesenheit keine Sekunde an etwas anderes gedacht hatte als an ihn.

Melanie konnte sich also nur zu ihrer wahren Größe erheben, wenn sie übte, ihre Gefühle und ihr Wohlbefinden vom Verhalten ihres Mannes unabhängig zu machen. Ich bat sie, sich vorzustellen, wie sie sich das nächste Mal während eines seiner Ausflüge amüsieren und ihm anschließend davon erzählen würde. Ich sagte zu ihr: »Stell dir nur einmal vor, wie es wäre, wenn er nach Hause kommt und es dir einfach blendend geht, weil du wunderbare Tage hattest. Kannst du spüren, wie frei es sich anfühlt, wenn er es nicht mehr in seiner Hand hat, wie du dich fühlst?« Da erschien das erste Mal ein verschmitztes Lächeln auf ihrem Gesicht. Doch sehr schnell übernahm ihr Verstand wieder das Kommando. »Ja, das mag schon stimmen, aber ich kann trotzdem nicht zulassen, dass er sich so verhält.«

Ich entgegnete: »Ich an deiner Stelle würde mich lieber um meine eigenen Lernprozesse kümmern. Warum gefällst du dir so in dieser Abhängigkeit von ihm? Übernimm die Verantwortung für dich und dein

Leben, und lass ihn selbst bestimmen, was er lernen will und was nicht. Wenn du mit deiner Lektion fertig bist und er sich nicht geändert hat, kannst du dich immer noch trennen und läufst dann wenigstens nicht Gefahr, das Ganze mit dem nächsten Partner wieder zu erleben.«

Das leuchtete ihr ein, und schließlich fand sie Spaß daran, sich sein Gesicht vorzustellen, wenn sie ihn nach seinem Ausflug mit bester Laune empfing. Dass sie im Vorhinein wusste, wann er den nächsten Auftritt haben würde, erleichterte ihre Planung. Sie vereinbarte mit ihrer Mutter, dass sie die Kinder zu ihr bringen konnte, und buchte gemeinsam mit drei Freundinnen ein Wellness-Wochenende in einer Therme. Ihrem Mann sagte sie nichts davon, doch es war sicher kein Zufall, dass er ausgerechnet dieses Mal schon am nächsten Mittag nach Hause kam und noch einen ganzen Tag auf seine Frau warten musste. Um ihm zu signalisieren, dass ihr Verhalten keine Trotzreaktion war, sondern sie ehrlich an einer Verbesserung ihrer Beziehung interessiert war, indem sie *ihre* Muster bearbeitete, anstatt *seine* verändern zu wollen, ging sie ans Telefon, als er sie anrief. Sie zeigte sich ehrlich überrascht darüber, dass er schon zurück war, sagte ihm, wo sie war, und kam einen Tag später erholt und bereichert nach Hause. Seither ist er nie wieder auch nur eine einzige Nacht weggeblieben, und Melanie war vollkommen überrascht, dass ihr größtes Problem so leicht zu lösen gewesen war, während sie sich so lange völlig ausgeliefert gefühlt hatte. Das steigerte ihr Selbstvertrauen dermaßen, dass ein hervorragender Grundstein für die Lösung ihrer Panik gelegt war und sie auch diese schon bald hinter sich lassen konnte.

Es gibt immer eine relativ einfache Lösung, die für alle gut ist. Nur, wenn Sie nicht daran glauben, finden Sie sie nicht. Sobald Sie aber ein schönes Bild entworfen haben, auf das Sie sich ausrichten wollen, verbinden Sie sich so oft wie möglich damit. Stellen Sie sich immer wieder die erwünschte Situation und sich selbst darin vor, und erleben Sie, wie Sie sich dabei fühlen. Es ist dann nur eine Frage der Zeit, bis Sie Ihre Vision tatsächlich in Ihre Wirklichkeit ziehen werden.

Stecken Sie sich auch bei Kleinigkeiten klare Ziele

Machen Sie es sich am besten zur festen Gewohnheit, sich *stets* zu überlegen, wo Sie hinmöchten, um sich dann klar darauf auszurichten. Wenn diese Herangehensweise zum automatischen Bestandteil Ihres Alltags wird, dürfte es Ihnen leichtfallen, sie auch in emotional schwierigen Situationen anzuwenden. Halten Sie zum Beispiel vor einem wichtigen Gespräch kurz inne und überlegen Sie, was Sie sich davon erwarten. Stellen Sie sich vor, wie alle Beteiligten anschließend bereichert und in bester Stimmung auseinandergehen. Was können Sie aktiv zu einem optimalen Verlauf beitragen? Auch wenn Ihnen nichts dazu einfällt, können Sie sich einen Satz denken wie: »Ich bin bereit, meinen Beitrag für ein optimales Ergebnis für alle Beteiligten zu leisten.« Diese Vorbereitung dauert nur wenige Sekunden und ist sehr wirkungsvoll. Und sie gibt Ihnen ein gutes Gefühl, weil Sie sich damit vergegenwärtigen, dass es kein Zufall ist, wie sich die Dinge entwickeln, sondern dass Sie sie beeinflussen können.

In einem Streitgespräch mit Ihrem Partner oder einem Ihrer Kinder könnten Sie die Phase der gegenseitigen Vorwürfe abkürzen und stattdessen die innere Frage stellen: »Was kann ich tun, um die Situation harmonisch zu klären?« Lassen Sie nicht zu, dass Sie sich in einen Konflikt hineintreiben lassen, den Sie gar nicht wollen, sondern entscheiden Sie bewusst, was Ihnen lieber ist.

Oder wenn Ihr Körper Symptome zeigt und Sie Gefahr laufen, sich in eine Situation hineinzusteigern und alles noch schlimmer zu machen: Atmen Sie tief durch und fragen Sie sich, ob Sie das überhaupt wollen. Wenn nicht, wie würden Sie stattdessen jetzt am liebsten reagieren? Und dann tun Sie es einfach, es ist gar nicht so schwer.

Auch jetzt sind Sie übrigens in einer Situation, in der Sie aktiv dazu beitragen können, optimal zu profitieren. Ich erinnere Sie noch einmal an den allerersten Absatz dieses Kapitels, als ich von Ihnen wissen wollte, wo Ihre Reise hingehen soll.

Was erhoffen Sie sich von diesem Buch? Wobei soll es Ihnen helfen? Was soll nach dem Lesen anders sein als vorher? Vielleicht halten Sie Ihre Gedanken kurz schriftlich fest, damit Sie im Anschluss eine Überprüfungsmöglichkeit haben.

Sind Sie bereit, aktiv dazu beizutragen, dass es auch dazu kommen wird? Was könnten Sie tun?

Fassen Sie einen Vorsatz und setzen Sie ihn um.

Übernehmen Sie die volle Ver- antwortung für Ihren Zustand!

Um meine Arbeit zu verstehen, ist es wichtig zu wissen, dass ich grundsätzlich davon ausgehe, dass jedes körperliche Symptom mit einem oder mehreren seelisch-geistigen Konflikten beginnt. Und ich glaube, dass unsere Seele Konflikte sucht, ja geradezu inszeniert, weil sonst keine Weiterentwicklung stattfände. Im Sinne der Polarität, die im chinesischen Yin-Yang-Symbol dargestellt ist, hat alles zwei Seiten. So haben die angenehmen Phasen des Lebens den Nachteil, dass man in ihnen kaum oder gar nichts dazulernt, und die schweren Zeiten den Vorteil, dass man durch die damit verbundenen Lernprozesse extrem gestärkt aus ihnen hervorgeht. Wenn die Seele also der Meinung ist, dass wieder etwas gelernt werden soll, kommt es zu ersten kleineren Schwierigkeiten. Wird dieser Zusammenhang aber nicht hergestellt und der Auftrag zur Entwicklung übersehen, erhöht sich der Druck. Der Konflikt verstärkt sich, es kommt zu weiteren unangenehmen Zwischenfällen, Auseinandersetzungen mit lieben Menschen und irgendwann zu körperlichen Symptomen. Wird der Zweck der Krankheit erfüllt und der Betroffene lernt, was es zu lernen gilt, wird er gesund. Zeigt er weiterhin keine Bereitschaft, hinzuschauen und seine eingefahrene Spur zu verlassen, werden sich die Beschwerden verstärken und irgendwann zum Tod führen. Dauerhafte Stagnation ist mit dem Leben nicht vereinbar, das ist ein Naturgesetz. Es ist gar nicht so schwer, Symptome deuten zu lernen und sehr schnell herauszufinden, welche Botschaft sie mitgebracht haben. Darüber habe ich bereits in meinem Buch »Hör auf deinen Körper und werde gesund« geschrieben. Selbstverständlich kann man auch schon die Bedeutung eines Konflikts herausfinden, bevor es überhaupt zu Beschwerden kommt. Die wichtigste Grundvoraussetzung für den Lernprozess ist jedoch die innere Haltung, dass alles, was einem widerfährt, einen Sinn hat – den man natürlich nur entdecken kann, wenn man bereit ist hinzusehen.

Schwierige Lebenslagen bieten die Möglichkeit zu lernen

Solange Sie keine Idee davon haben, worum es in einer herausfordernden Lage wirklich geht, stellen Sie einfach einmal die Frage in den Raum: »Was darf ich hier lernen?« Schreiben Sie sie vielleicht sogar auf einen großen Zettel, hängen Sie ihn an die Kühlschranktür, den Klodeckel oder an eine andere Stelle, an der Sie oft vorbeigehen, und beobachten Sie in den nächsten Tagen gespannt, was kommt.

Ein ganz grundlegendes Dilemma, das in jedem enthalten ist, ist es, sich einer anderen Person oder einem Zustand hilflos ausgeliefert zu fühlen und zu glauben, man könne den Lauf der Dinge nicht beeinflussen. Das bedeutet, dass jede Situation, in der Sie sich nicht wohlfühlen, eine Einladung an Sie bedeutet, Verantwortung zu übernehmen, die Rolle des Opfers zu verlassen und das Ruder wieder zu ergreifen. Selbst wenn Sie nur hier ansetzen, werden Sie sich umgehend besser fühlen, auch ohne irgendeine Ahnung von Konfliktanalyse und Symptomdeutung haben zu müssen.

Verantwortung zu übernehmen bedeutet anzuerkennen, dass man Einfluss nehmen kann.

Es bedeutet nicht, Schuld auf sich zu laden. Niemand hat etwas falsch gemacht, es ist nur Zeit für einen Lernprozess. Eine Veränderung steht an, das ist alles.

Möglich, dass man nicht immer alles verändern kann, mit Sicherheit aber einen Teil. Je unmittelbarer ich betroffen bin, umso mehr Möglichkeiten werde ich haben einzugreifen. Doch selbst Dinge, die sich am anderen Ende der Welt abspielen, die ich nur im Fernsehen sehe und die mich nichtsdestotrotz bewegen, kann ich beeinflussen.

Die Methode ist immer die gleiche: Ich bin eingeladen, mich selbst beziehungsweise meinen Beitrag in dem Prozess zu erkennen und dann genau dort anzusetzen. Hierzu bedarf es lediglich einer bewussten Betrachtung dessen, wie man über die Situation denkt; das wendet man auf sich selbst an und plant entsprechende Handlungsschritte. Die bekannte Autorin Byron Katie hat hierzu eine standardisierte Methode namens »The Work« entwickelt, die unter anderem darin besteht, alles, was man über das Außen denkt, so umzuformulieren, dass es einen selbst betrifft.

Wenn ich denke, etwas sei verantwortungslos, frage ich mich, wo ich selbst keine Verantwortung übernehme, und sobald ich es herausgefunden habe, tue ich es. Wenn ich jemandem vorwerfe, unehrlich zu sein, überprüfe ich, wo ich anderen oder mir selbst gegenüber nicht authentisch bin, und dann höre ich auf damit. Wenn mir auffällt, dass jemand völlig blockiert ist, mache ich mich auf die Suche nach meinen eigenen Blockaden, um sie zu durchbrechen.

Sie können auf alles, was in Ihrer Welt geschieht, Einfluss nehmen

Gerade in den letzten Tagen, während ich an diesem Buch geschrieben habe, wurde in Berlin ein Terroranschlag verübt. Der Attentäter steuerte einen Lastwagen in die Besuchermenge eines Weihnachtsmarktes an der Gedächtniskirche, und es gab etliche Tote und Verletzte. Man ist fassungslos, wie ein Mensch so hasserfüllt sein kann, dass er zu so einer Tat fähig wird.

Doch was würde es bedeuten, auch hier Verantwortung zu übernehmen? Was kann man tun?

Man kann sich fragen, in welchen Bereichen man selbst hasserfüllt ist, wo man Feindbilder mit sich herumträgt, gegen die man zumindest gedanklich in den Krieg zieht. Wo man rücksichtslos die Interessen anderer übergeht, um die eigenen Ziele durchzusetzen.

Wir alle müssen uns eingestehen, dass wir keinen Frieden in der Welt erwarten können, wenn wir ihn nicht einmal in unseren eigenen Wohnzimmern zustande bringen. Genau dort dürfen wir aktiv werden, indem wir die Liebe und den Respekt gegenüber anderen Haltungen und Meinungen nicht nur einfordern, sondern vorleben und ausstrahlen. Natürlich ist das viel anstrengender und auch unbequemer, als vorzugeben, uns wären solche Züge völlig fremd, doch ich bin überzeugt davon, dass diese Herangehensweise die einzig zielführende ist. Jeder kann nur sich selbst verändern, und wenn das viele tun, verändert sich die Welt.

Scheinbar viel banaler, aber dennoch sehr aufschlussreich war der Fall meines Klienten Jochen. Zeit seines Lebens hatte er sich immer wieder als hilfloses Opfer erlebt, und in unserem Gespräch erzählte er mir eine Geschichte aus seiner jüngsten Vergangenheit. Gemeinsam mit seiner Freundin war er der Einladung zu der Geburtstagsfeier eines Arbeitskollegen gefolgt, der die Gäste darum gebeten hatte, einen Beitrag zum Büfett mitzubringen. Also bereiteten die beiden verschiedene Aufstriche sowie einen Salat vor und machten sich auf den Weg. Selbstverständlich hatten sie auch ein kleines Geschenk besorgt. Der Kollege hatte für das Fest einen Veranstaltungsraum seiner Heimatgemeinde angemietet, und als Jochen mit seiner Partnerin dort ankam, mussten sie feststellen, dass es keine Getränke gab. Einige der Eingeladenen hatten offensichtlich davon gewusst und etwas mitgebracht, die meisten saßen jedoch auf dem Trockenen. Schnell fand sich eine Gruppe von vier Männern zusammen, die noch einmal zur nächsten Tankstelle ausrückten, um Bier, Wein und Erfrischungsgetränke zu besorgen. Auch Jochen fuhr mit und musste seine Freundin für etwa zwanzig Minuten alleine zurücklassen, obwohl sie dort niemanden kannte. Nach seiner Rückkehr, als er gerade die erste Flasche Wein geöffnet hatte und dabei war, in der Küchenzeile des Gemeindesaales nach Gläsern zu suchen, trat der Gastgeber auf ihn zu, um ihn darauf aufmerksam zu machen, dass er bitte sämtliches Geschirr, das er verwendete, anschließend wieder abspülen sollte. Da platzte Jochen der Kragen. Er knallte die Weinflasche und das Glas auf den Tresen und schrie seinen Kollegen an, was er sich eigentlich einbilde, eine Party zu veranstalten, zu der er selbst absolut nichts beitragen wolle. Er solle sich schämen und ihm den Buckel herunterrutschen. Dann packte er seine Freundin am Arm und zog sie hinter sich zur Tür hinaus. Die Aufstriche und den Salat mit den dazugehörigen Schüsseln ließ er im Eifer des Gefechts natürlich zurück. Das Ergebnis des Abends war für ihn, dass er ziemlich viel Geld ausgegeben und in absolut keiner Weise profitiert hatte. Er ärgerte sich das gesamte Wochenende lang grün und blau und seither zusätzlich jedes Mal, wenn er den Kollegen in der Firma sah. Das gespannte Verhältnis zwischen ihnen belastete nun die Stimmung der gesamten Abteilung, und darüber hinaus blieben die Schüsseln verschwunden. Wahrscheinlich hatte der Kollege ja nicht einmal gewusst, wem sie gehörten, und sie einfach im Gemeindesaal zurückgelassen. Was Jochen am allermeisten ärgerte, war, dass er sich zwar einerseits im Recht glaubte, andererseits aber auch für seinen Ausbruch genierte. Immer noch hatte er das Gefühl, absolut nichts tun zu können, um sich besser zu fühlen, und erklärte stattdessen nun mir wortreich, warum es eine Unverschämtheit sei, eine solche Einladung auszusprechen.

Zum Opfer kann man sich nur selbst machen

Haben Sie es auch schon erlebt, dass jemand mit einer absolut unverschämten Bitte an Sie herangetreten ist? Wie haben Sie reagiert?

Ich habe diese Geschichte deswegen ausgewählt, weil sie eine Situation beschreibt, die so oder ähnlich eigentlich jeder kennt.

Versetzen Sie sich bitte einmal in die Lage, dass jemand etwas von Ihnen erwartet, was Sie nicht zu tun bereit sind. Bei den meisten Menschen, zumindest unseres Kulturkreises, entsteht in solch einem Fall automatisch ein höchst unangenehmes Gefühl. Gerade war man noch bester Laune, doch mit einem Mal sieht die Sache ganz anders aus. Man befindet sich jetzt in einer Situation, in der man es nicht mehr richtig machen kann. Sagt man »Ja«, wird man sich schlecht fühlen, weil man eigentlich keine Lust dazu hat, und sagt man »Nein«, ist es fast noch schlimmer, denn dann wird man ein schlechtes Gewissen haben und der andere wird beleidigt sein. Das schlechte Gefühl der Entscheidungsnot wird natürlich dem Gegenüber angelastet, denn der hat es schließlich verursacht. Wie kann er nur so etwas fragen?

Einerseits macht man sich also zum hilflosen Opfer, das dem bösen Mitmenschen absolut ausgeliefert ist, andererseits erhebt man sich gleichzeitig über ihn, weil man ja viel besser weiß als er, wie man sich anständig zu verhalten hat. Beides fühlt sich nicht gut an, weil man nicht in der Eigenverantwortung ist und keinen Einfluss nehmen kann.

Eine Haltung, in der man sich nicht wohlfühlt, sollte man nicht beibehalten. Und wäre es nicht ohnehin eine viel schönere Vorstellung, so frei zu sein, dass einen jeder alles fragen kann und man nichts verübeln müsste? Als erwachsener Mensch kann ich schließlich vollkommen frei entscheiden, wie ich mit einer Bitte umgehen möchte. Meine Seele möchte, dass ich mich weiterentwickle, deswegen bringt sie mich in Situationen, in denen ich über mich selbst hinauswachsen und Dinge lernen kann, mit denen ich bisher Schwierigkeiten hatte. Wenn ich also nicht damit umgehen kann, einer Erwartung an mich nicht entsprechen zu wollen, darf ich es üben. Die gute Nachricht ist, dass ich beileibe nicht nur zwei Möglichkeiten habe, auf die Angelegenheit zu reagieren, sondern ganz viele. Ich kann »Ja« sagen, um zu trainieren, einfach aus vollem Herzen zuzustimmen. Dann mache ich zwar auch etwas, wozu ich auf den ersten Blick keine Lust hatte, aber ich mache es nicht länger als Opfer, sondern weil ich aus freien Stücken beschlossen habe, mich der Einladung des Lebens zu einer Weiterentwicklung zu stellen. Der Grund, etwas zu tun oder nicht zu tun, macht einen großen Unterschied, nicht nur für mich selbst, sondern auch für mein Verhältnis zu der Person, die mich um den Gefallen gebeten hat. Sage ich »Ja«, weil ich mich nicht traue, »Nein«

zu sagen, weil ich sonst ein schlechtes Gewissen hätte oder aus Angst, nicht mehr geliebt zu werden, erfülle ich die Bitte mit einem schlechten Gefühl. Dieses Gefühl wiederum wird sich auf den anderen übertragen und womöglich dazu führen, dass ich zwar alles getan habe, was von mir erwartet wurde, dass aber dennoch das eintritt, was ich vermeiden woll-te: Die Beziehung ist irgendwie gestört. Ebenso kann es passieren, dass auf die erste Bitte die zweite folgt, und wenn auch die widerwillig erfüllt wird, kommt die dritte. Nicht umsonst heißt es, dass derjenige, dem man den kleinen Finger reicht, gerne nach der ganzen Hand greift. Wenn man die zugrunde liegenden Lebensgesetze versteht, ist das aber keine laster-hafte Maßlosigkeit, sondern nur die schlüssige Reaktion des Lebens, das uns eigenverantwortliches Entscheiden lehren will und sofort gemerkt hat, dass die gebotene Chance ignoriert wurde.

Der Lernprozess bietet sich so lange, bis er bewältigt wird

Eine Situation, die sich bei mir über Jahre hinweg so oft wiederholte, bis ich gar nicht mehr anders konnte, als die Lektion zu lernen, war die, dass Kunden immer wieder Leistungen von mir einforderten, die in dem, was sie bei mir gebucht oder gekauft hatten, nicht enthalten waren. Zum Beispiel, wenn Leser meiner Bücher mir seitenlange Beschreibungen ih-res Gesundheitszustandes schickten, inklusive anschließenden Fragen-liste mit der Bitte um schriftliche Beantwortung. Ich empfand diese An-fragen als unverschämt, fühlte mich nicht gesehen, weil derjenige sich nicht in meine Lage versetzte, und hatte dennoch Angst, ihn zu verär-gern. Also versuchte ich, zumindest in aller Kürze ein paar Tipps zu ge-ben, tat dies aber in der Regel höchst missgestimmt. Meistens kam sehr schnell eine Mail zurück, in der man sich zunächst höflich bedankte und dann die Fragen anführte, die ich entweder beim ersten Schreiben »ver-gessen« hatte oder die sich aus meiner Beantwortung erst ergeben hat-ten. Die Freude auf meiner Seite können Sie sich sicher vorstellen, und das Ergebnis eines solchen Schriftverkehrs war fast immer das gleiche. Je nach Tagesverfassung ging es zwei- bis fünfmal hin und her, ehe mir der Kragen platzte und es mir dann nicht mehr gelang, ohne eine gewisse Konnotation zu erwähnen, dass für weitere Hilfestellung die Buchung einer persönlichen Betreuung empfehlenswert wäre, sodass die eine oder andere neue Bekanntschaft mit erheblichem Groll auf beiden Seiten wieder beendet wurde. Manchmal musste ich erkennen, dass ich, inklusive der Zeit, in der ich mich ärgern und mir Formulierungen überlegen musste, bis zu drei Stunden investiert hatte, nur um den potenziellen Kunden dann erst recht zu vergraulen. Diese negative Bilanz war kein Wunder, schließlich hatte ich mit dieser Vorgehensweise gleich gegen mehrere meiner eigenen Prinzipien verstoßen, zum Beispiel gegen das des eigenverantwortlichen Entscheidens und jenes, das ich Ihnen schon im ersten Kapitel vorgestellt habe, nämlich dass derjenige lernen darf, der leidet. Als ich endlich erkannte, dass das in diesem Fall ich selbst war, konnte ich mir eine Lösung überlegen. Ich gründete eine Facebook-Gruppe, in der alles gefragt werden darf und meine Assistentin die Antworten liefert, manchmal aber auch ich selbst oder ein Leser und Kunde, der in der Anwendung meiner Methoden bereits sehr erfahren ist. Das ist sehr viel weniger Aufwand als vorher, weil die meisten Probleme ja bei allen gleich oder ähnlich sind und sich allein beim kurzen Einlesen in der Gruppe vieles klärt. So kann ich jeden, der mich anschreibt, mit ein, zwei kurzen Sätzen dorthin verweisen.

Es ist nicht entscheidend, ob Sie »Ja« oder »Nein« sagen, sondern wie Sie es tun

Das oben genannte Beispiel zeigt, dass es nicht immer mit einer Abfuhr gleichzusetzen ist, einer Bitte nicht zu entsprechen. Eine weitere Möglichkeit zu reagieren besteht nämlich darin, ganz bewusst »Nein« zu sagen und dem anderen trotzdem einen Vorschlag zu machen, der ihm helfen könnte. Im privaten Umfeld könnte sich das zum Beispiel so anhören: »Ruf doch einmal bei der Gemeinde an, da gibt es einen Service, der sehr preisgünstig ist« oder »Ich habe gehört, dass es im Nachbarort jemanden gibt, der sich mit so etwas fantastisch auskennt.«

Einfach »Nein« zu sagen sollte vielleicht auch geübt werden, vor allem wenn es sehr schwerfällt. Das schlechte Gewissen, mit dem das bei vielen verbunden ist, kann nur dann auf Dauer verschwinden, wenn man gelernt hat, es auszuhalten. Solange Sie vor etwas davonlaufen wollen, wird es Ihnen nachlaufen. Nur wenn Sie sich ihm stellen, verliert der Dämon seinen Schrecken. Wie ist das bei Ihnen? Hadern Sie im Nachhinein sehr mit sich, wenn Sie einmal »Nein« gesagt haben, und denken Sie womöglich stundenlang darüber nach, was der andere jetzt über Sie denkt? Erlauben Sie sich überhaupt nur dann, eine Bitte auszuschlagen, wenn Sie einen angemessenen Grund parat haben?

Wenn dem so ist, schlage ich Ihnen vor, ganz bewusst zu trainieren, etwas abzulehnen, ohne eine Erklärung zu liefern. Verzichten Sie bewusst darauf zu erwähnen, warum Sie leider keine Zeit haben, und schieben Sie auch dann keine körperlichen Symptome vor, wenn da wirklich welche sind. Schlagen Sie die Essenseinladung einmal nicht aus, weil Sie Magenprobleme haben, oder die Hilfe beim Umzug, weil Sie Ihrem Kreuz das nicht zumuten können. Sagen Sie einfach nur »Nein«. Oder auch: »Nein, das möchte ich nicht.« Und bevor Sie jetzt abwinken und nach Argumenten suchen, wie zum Beispiel, dass das absolut unhöflich wäre, nur um zu vertuschen, dass Sie sich das niemals trauen würden, fühlen Sie sich doch einmal ein paar Sekunden in dieses Zielbild ein. Wie wäre es, wenn das überhaupt kein Problem für Sie wäre und Sie sich dabei auch noch gut fühlen könnten? Ist das nicht eine anziehende Vorstellung?

Vergessen Sie dabei aber bitte nie, in Ihrer eigenen Verantwortung zu bleiben. Sie sollten ab jetzt niemals mehr »Nein« sagen, weil Sie eine Bitte als unverschämt empfinden (und damit dem Fragenden eine gewisse Schuld in die Schuhe schieben), sondern deswegen, weil Sie wissen, dass Ihnen das Neinsagen schwerfällt, und Sie das üben müssen. Im Idealfall können Sie sogar ein kurzes geistiges »Danke« für die tolle Trainingsgelegenheit an Ihr Gegenüber oder das Leben als Ganzes richten.

Nach wie vor haben wir bei Weitem nicht alle Möglichkeiten erläutert, wie Sie auf eine Bitte reagieren können. Sie könnten einfach das Thema wechseln und so tun, als hätten Sie die Frage gar nicht gehört, womöglich hakt der andere dann nicht einmal mehr nach. Alternativ können Sie kurz auf die Toilette verschwinden oder sich eine Bedenkzeit erbeten. Machen Sie sich ein Spiel daraus, ganz viele Varianten zu finden, und notieren Sie sich zumindest einige davon, dann fällt Ihnen bei der nächsten Gelegenheit auch tatsächlich etwas ein.

In jeder schwierigen Situation haben Sie unzählige Möglichkeiten

Lassen Sie uns noch einmal zu Jochen zurückkehren, um uns anzusehen, wie er auf die Forderung seines Kollegen hätte reagieren können, die Gläser nach der Verwendung wieder aufzuräumen.

Er hätte sich entscheiden können, es gerne zu tun, vielleicht begleitet von Gedanken wie: »Kein Problem, den Gefallen kann ich ihm jetzt auch noch tun, kostet mich ja nur zwei Minuten und schließlich hat der Kollege Geburtstag.« Er hätte ohne Erklärung »Nein« sagen können oder auch kurz erwähnen, dass er seinen Beitrag zu der Feier schon geleistet habe.

Er hätte aber auch nicken und später dennoch das Fest verlassen kön-nen, ohne die Gläser abzuwaschen. Schließlich kann jeder einmal etwas vergessen. Er hätte bei der Verabschiedung zum Kollegen sagen können: »Entschuldige, ich habe leider nicht auf die Zeit geachtet, wir müssen schnell weg, wärst du so lieb, unsere beiden Gläser für uns zu spülen?«

Die Vorstellung, sie einfach in die Jackentasche zu stecken und mit nach Hause zu nehmen, sie scheinbar versehentlich fallen zu lassen oder auf der Toilette in den Mülleimer zu werfen, wäre ihm sicher unanstän-dig erschienen, hätte im Endeffekt aber einen weit weniger unangeneh-men Eindruck hinterlassen als sein dramatischer Auftritt.

Selbstverständlich ist es nicht unbedingt das Ziel, jede sich bietende Variante auch tatsächlich auszuprobieren, aber es kann helfen und den ersten Groll wieder durch ein inneres Lächeln ersetzen, wenn man sie zu-mindest in Gedanken kurz durchspielt, bevor man sich denkt: »Mir wäre eine Menge eingefallen, aber ich bin ja nicht so, ich spül dir das Glas ab.« Und es kann heilsam sein, sich auch einmal ein Verhalten zu erlauben, das vielleicht nicht zu hundert Prozent korrekt ist. Ich habe hier nämlich ganz bewusst auch Beispiele gewählt, die man als moralisch verwerflich betrachten könnte, weil ich Sie wirklich dazu einladen möchte, Ihren Blick so zu weiten, dass Sie möglichst viele Alternativen wahrnehmen, ohne sich von Vornherein zu zensieren. Vor allem wenn Sie sich beim Lesen soeben gedacht haben: »Also, das geht ja gar nicht«, könnte es ein echter Befreiungsschlag für Sie werden, einmal etwas Derartiges zu probieren.

Die Rolle des hilflosen Opfers zu spielen ist jedenfalls niemals die einzi-ge Möglichkeit. Die meisten Menschen müssen nur üben, sich von ihren ersten Emotionen nicht die Sicht auf alle anderen verstellen zu lassen.

Die Angst, der andere könnte beleidigt sein, wird sich als völlig unbe-gründet herausstellen, wenn Sie sich klar aus sich selbst heraus entschei-den und dem anderen seine Fragestellung zugestehen. Machen Sie sich bewusst, dass die Beziehung nicht dadurch gestört wird, dass Sie etwas tun oder nicht tun. Das Beispiel der Mailanfragen meiner Kunden zeigt das wunderbar. Früher habe ich die Antworten wesentlich öfter beantwortet und ebenso oft Auseinandersetzungen gehabt. Heute verzichte ich ganz bewusst auf beides. Die Klienten verübeln es mir nicht, dass ich Ihnen etwas nicht geben kann, wenn ich es Ihnen nicht verüble, dass sie nachgefragt haben. Früher wurde mir sowohl mein schlechtes Gewissen gespiegelt als auch der Groll, den ich ausstrahlte, während ich widerwillig tat, was vermeintlich von mir erwartet wurde.

Gibt es Situationen, die keine freie Entscheidung zulassen?

Was aber kann man in Fällen tun, in denen man es sich nicht, wie in den oben beschriebenen Beispielen, bloß einbildet, keine freie Wahl zu haben? Wenn man also auch bei ganz genauem Hinsehen keine Alternativen entdeckt, weil etwas, was man nicht tun möchte, wirklich getan werden muss oder das Risiko zu hoch wäre, es nicht zu tun? Wenn die Bitte, der man nicht entsprechen will, vom Chef kommt, der Haushalt zu entgleisen droht, ein Angehöriger dringende Pflege benötigt oder man aus finanziellen Gründen einer Arbeit nachgehen muss, die man gar nicht tun will?

Nun, die schlechteste Lösung ist dann sicher, es zu tun und sich dabei gekränkt zu fühlen. Vor allem dann, wenn sich der Umstand über einen längeren Zeitraum erstreckt, kann Sie das sogar krank machen, jedenfalls aber ist es sehr unangenehm. Wenn Sie trotz Ihrer Bereitschaft, Verantwortung zu übernehmen, die Situation an sich nicht beeinflussen können, dann beeinflussen Sie zumindest Ihre damit verbundenen Emotionen.

Wahrscheinlich konnten Sie sehr gut nachvollziehen, dass es sich für Jochen anders angefühlt hätte, die Gläser aus eigenem Entschluss abzuspülen als deswegen, weil der Kollege es von ihm verlangte. Übertragen Sie diese Erkenntnis unbedingt auf Ihr eigenes Leben. Bitte tun Sie absolut nichts in der Rolle des Opfers. Je notwendiger etwas getan werden muss und je unangenehmer es zu sein scheint, umso wichtiger ist es, sich bewusst dafür zu entscheiden und es aus ganzem Herzen zu tun.

Denn was auch immer Sie tun, es ist Ihre Entscheidung, wie Sie sich dabei fühlen wollen. Ihre Gefühle entstehen aus Ihren Gedanken, und Ihre Gedanken können Sie sich aussuchen! Wenn Sie in die Arbeit fahren und sich denken: »Hoffentlich ist bald Wochenende, ich halte diesen Job nicht mehr aus. Und erst die Kollegen... einer dümmer als der andere...«, werden Sie keinen angenehmen Tag haben.

Nutzen Sie die Kraft Ihres Geistes

An einem meiner Seminare nahm eine Frau teil, nennen wir sie Karin, die in schweren Nöten war, weil sie kurz zuvor nach zwanzig Jahren ihre Jugendliebe wiedergetroffen hatte. Dieser Mann hatte sie damals tief verletzt, weil er sich nicht aus vollem Herzen für die Beziehung mit ihr entscheiden konnte. Er spielte mit ihr, behauptete einmal, sie über alles zu lieben, verschwand dann aber wieder monatelang in der Versenkung und kam irgendwann gar nicht mehr zurück. Er tauchte einfach unter, und sie sah ihn nie wieder, bis kurz vor dem Seminar. Immer noch führte er ein aufregendes Leben als Single, reiste viel und wechselte häufig seine Jobs. Aus ihrer Sicht schien ihm etwas Magisches anzuhaften, er hatte sie sofort wieder in ihren Bann gezogen. Sie hatten sich einige Male getroffen, fantastischen Sex miteinander gehabt und jetzt überlegte sie, ob sie ihren Mann verlassen sollte, mit dem sie seit acht Jahren verheiratet war und eine neunjährige Tochter hatte. Ihren Mann beschrieb sie als lieben Kerl, den sie nicht verletzen wolle, dem aber immer das gewisse Etwas gefehlt habe. Ihren Partner fürs Leben hatte sie sich früher irgendwie anders vorgestellt, wenn sie auch nicht genau wusste, wie. Die Liebe in ihrer Ehe war platonisch, der Sex erfolgte einmal im Monat nach Plan und war sterbenslangweilig. Die gesamte Geschichte, die sie da erzählte, war ein einziges Klischee, ein Klassiker, wie ich ihn schon unzählige Male gehört hatte.

Ich ließ sie ausreden und fragte sie dann, ob sie einen Hund habe. Sie bejahte. Dann wollte ich wissen, ob sie mit diesem Hund rundum glücklich sei. Sie bejahte wieder und schaute mich mit ungläubigen Augen an. Schließlich wollte sie mit mir über diesen Mann sprechen und nicht über ihren Hund.

»Glaubst du, dass es möglich wäre, dass es irgendwo da draußen, in der großen weiten Welt, einen Hund gibt, der hübscher, süßer, gehorsamer oder pflegeleichter ist als deiner?«

»Ja, natürlich, mit ziemlicher Sicherheit, wieso?«

»Weil es mich interessiert, ob es dir egal wäre, wenn es so wäre. Würdest du trotzdem deinen Hund behalten wollen?«

»Selbstverständlich, ich liebe meinen Hund, so wie er ist, ich gäbe ihn niemals her.«

»Hast du dir schon einmal überlegt, dass das der Grund sein könnte, warum du mit diesem Hund glücklich bist?«

Umgehend stiegen ihr Tränen in die Augen, aber sie sagte nichts. Sie verstand jetzt, warum ich ihr all diese komischen Fragen gestellt hatte. Ihr Mann war deswegen nicht der Richtige für sie, weil ein Teil von ihr nie aufgehört hatte, sich nach einem Besseren umzusehen. Ständig hatte sie sich auf seine wenigen negativen Eigenarten konzentriert und ihn in Gedanken, aber auch in Worten kritisiert. Trotzdem hatte sie den Eindruck, dass er mit ihr glücklich war. Die Unglückliche war sie, und das lag nicht an ihm. Es würde sich auch mit einem anderen Mann nicht ändern.

Für Ihr Glück sind nur Sie verantwortlich

Glücklich macht uns das, was wir nicht infrage stellen. Das, was wir anzweifeln, werden wir immer als Belastung wahrnehmen.

Karin hatte die Verantwortung für ihr Glück an ihren Partner abgegeben, der aber hatte es ihr nicht geben können, weil es nicht in seinem Zuständigkeitsbereich lag, sie glücklich zu machen. Es war ihr Job.

Karin war sich schon vor unserem Gespräch nicht sicher gewesen, ob es wirklich richtig wäre, ihren Mann zu verlassen, vor allem in Anbetracht der Tatsache, dass ihr Jugendfreund sie schon einmal enttäuscht hatte. Jetzt war sie regelrecht erleichtert, Argumente in der Hand zu haben, mit gutem Gefühl noch bleiben zu können. Die sich ständig wiederholenden Gedanken, dass es da doch noch mehr geben müsse und dass sie keine Lust habe, ihr gesamtes Leben in diesem lauwarmen Zustand zu verbringen, konnte sie jetzt abstellen. Natürlich wünschte sie sich nach wie vor mehr Glück, Leidenschaft und einiges andere. Aber dafür würde sie selbst sorgen müssen, und dafür wiederum galt es zunächst, ihre Gedanken verändern.

Ich riet ihr, für mindestens einen Monat aus der inneren Haltung heraus zu agieren, dass sie den absolut perfekten Partner an ihrer Seite hatte. Sie sollte versuchen, ihn überhaupt nicht zu kritisieren, auch in Gedanken nicht, und stattdessen ihre Aufmerksamkeit auf seine vielen guten Seiten lenken. Sie sollte ihm sagen, was sie an ihm schätzte, und sich selbst bewusst machen, wofür sie ihm dankbar war. Jeden Morgen nach dem Aufwachen sollte sie sich ganz bewusst dazu entscheiden, diesen Tag mit diesem Mann zu verbringen und es zu genießen. Außerdem sollte sie alles tun, was ihr sonst noch einfiel, um ihre Beziehung zu festigen. Wann immer sie etwas an ihm störte, sollte sie sich fragen, was das mit ihr selbst zu tun hatte, und anschließend nicht von ihm eine Veränderung erwarten, sondern selbst die ersten Schritte in Richtung Veränderung gehen.

Karin war bereit, sich dieser Herausforderung zu stellen, und man konnte ihr ansehen, dass es ihr schon viel besser ging. Vorher waren ihr alle Möglichkeiten, die sie gesehen hatte, falsch erschienen, weil sie sich in jedem Fall ausgeliefert hätte. In ihrer Ehe hätte sie untätig darauf gewartet, dass in ihrem Mann, vielleicht durch einen Blitzschlag, die Leidenschaft wiedererwacht wäre, und bei ihrer Jugendliebe hätte sie mit ziemlicher Sicherheit wegen der Trennung ein schlechtes Gewissen geplagt, und zudem hätte sie immer in der Angst gelebt, dass ihr Partner am Abend nicht nach Hause käme. Keiner der beiden Wege hätte sie selig gemacht, weil es vom Leben nicht belohnt wird, sich um die eigene

Verantwortung zu drücken. Gelingt es ihr jedoch, sich aus dieser Abhängigkeit zu befreien, werden die beiden »falschen« Alternativen zu zwei richtigen. Es ist sogar sehr wahrscheinlich, dass sie in der Lage wäre, ihre bestehende Beziehung dann auf ein Level zu heben, das sie nie für möglich gehalten hätte. Aber auch ihr Jugendfreund würde sie mit ganz anderen Augen sehen und gar nicht mehr flüchten wollen, wenn sie sich aus vollem Herzen für ihn entschiede und nicht deswegen, weil ihr in ihrem Leben etwas fehlt, von dem sie hofft, er könne es ihr geben.

Wenn Sie ganz ehrlich sind, hätten Sie am Anfang dieser Geschichte gedacht, dass ich diese Frau, die verliebt war wie ein Teenager, dadurch glücklich machen würde, dass ich sie davon überzeugen konnte, (zunächst) bei ihrem Mann zu bleiben?

Es gibt kein größeres Geschenk, das man einem Menschen machen kann, als ihm zu zeigen, wie er sein Glück in die eigene Hand nehmen kann. Dagegen muss jedes noch so aufregende Abenteuer verblassen. Das Wunderbare ist, dass Sie sich dieses Geschenk auch selbst machen können, indem Sie sich dazu entschließen, von jetzt an selbst dafür zu sorgen, dass es Ihnen gut geht.

Jede Belastung ist es wert, genau betrachtet zu werden

Vielleicht kommt es Ihnen so vor, als hätten die bisherigen Beispiele nicht viel mit Gesundheit zu tun. Das täuscht jedoch, weil alle Klienten, von denen ich Ihnen bisher erzählt habe, wegen hartnäckiger Beschwerden zu mir gekommen sind.

Natürlich wirkt es sich auf den Körper aus, wenn man sich täglich mit dem Gedanken quält, den falschen Partner zu haben oder den falschen Beruf.

Glauben Sie an Bestimmung? Daran, dass es einen bestimmten Grund gibt, warum Sie geboren worden sind? Dass es etwas gibt, was nur Sie auf diese Welt bringen können? Ich glaube das. Ich denke, dass alles, was passiert, einen Sinn hat, weil ich es schon so oft erlebt habe, dass sich etwas als großer Segen herausgestellt hat, was zunächst fürchterlich aussah und sich auch so anfühlte. Ich glaube, dass jeder immer genau dort ist, wo er hingehört, in jedem Moment. Wenn es nicht so sein sollte, wie es ist, wäre es anders. Wenn ich an einer bestimmten Stelle stehe, dann nur deswegen, weil es dort irgendetwas für mich zu lernen oder eine Aufgabe zu erfüllen gibt, auch dann, wenn es mir vielleicht nicht gefällt. Wenn das Leben möchte, dass ich weitergehe, wird es mir Wege weisen. Wenn keine Wege in Sicht sind, nehme ich das als Hinweis, dass ich lieber noch ein wenig bleiben soll. So, wie ich es als eine Überschreitung meiner Kompetenzen betrachte, anderen vorzuschreiben, wie sie sich verhalten sollen, finde ich es einfach anmaßend, dem Leben Vorschriften machen zu wollen oder – wie ich es eigentlich noch lieber ausdrücke – Gott vorzuwerfen, dass er seinen Job nicht ordentlich macht. Weil er sich eben nicht so gut auskennt wie ich und nicht weiß, wie die Dinge zu laufen haben.

Viele Jahre lang habe ich das genau so praktiziert und nicht einmal ansatzweise eine Ahnung davon gehabt, dass es auch anders ginge. Meine erste Reaktion auf fast alles war, dass ich mich automatisch dagegen wehrte, was natürlich nichts an den Umständen änderte. Ständig war ich am Meckern und wusste es besser, egal, ob irgendjemand eine Bemerkung machte, die mir nicht passte, ich im Supermarkt anstehen musste oder im Stau stand. Wenn ich nicht so krank geworden wäre, weil diese Abwehrhaltung unglaublich anstrengend ist, hätte ich sicher noch länger so weitergemacht. Ich schwankte zwischen totaler Hilflosigkeit und Überforderung einerseits und andererseits der absoluten Überzeugung, im Recht zu sein und genau zu wissen, was richtig gewesen wäre. Nur ganz selten einmal war alles so, wie ich es haben wollte. Es gab für mich keine ausgeglichene Mitte und keine Entspannung. Ich drehte quasi unter Aufbietung all meiner Kräfte mit einer Kurbel an der Erde, nur um dann festzustellen, dass sie ständig vom Kurs abkam. Ich kämpfte auf verlorenem Posten, weil ich mich nur auf Bereiche fokussierte, in denen ich keine Einflussmöglichkeiten hatte, schließlich überlegte ich mir ja nicht, was ich selbst tun konnte, sondern bloß, was im Außen verkehrt war. Und ich war überzeugt davon, dass ich mich nur dann gut fühlen konnte, wenn alles meinen Vorstellungen entsprach.

Zunächst muss eine Veränderung im Innen erfolgen

Heute gehe ich davon aus, dass es noch nicht an der Zeit ist, etwas zu ändern, wenn ich es nicht ändern kann. Es spricht nichts dagegen, es zu probieren, aber wenn ich scheitere, frage ich mich, ob genau da, wo ich bin, erst noch etwas gesehen werden will. Ich beschließe ganz bewusst, noch zu bleiben und alles zu geben, was ich geben kann. Zunächst setze ich mir einen bestimmten Zeitrahmen, in dem ich mich voll einbringe und Augen und Ohren weit offen halte nach Dingen, die ich lernen kann. Das zeitliche Limit ist deswegen wichtig, weil ich mir damit selbst verspreche, in dieser Zeit auf jeden Zweifel zu verzichten und erst nach ihrem Ablauf noch einmal zu entscheiden, ob ich jetzt aussteige oder noch ein wenig länger dranbleibe. In der Regel habe ich aber die vereinbarte Frist schon nach wenigen Tagen vergessen, weil es mir so guttut, mich mit ganzem Herzen für eine Sache zu engagieren; dann erkenne ich auch, dass nicht die Situation an sich für meine Unzufriedenheit ausschlaggebend war, sondern die Tatsache, dass ich sie infrage gestellt habe und mich weigerte, mich wirklich darauf einzulassen.

Selbstverständlich gibt es auch Situationen, in denen es notwendig ist, einen schnellen Schritt im Außen zu setzen. Zum Beispiel, wenn eine Frau in ihrer Beziehung körperlich misshandelt wird. Doch ist es eine Illusion zu glauben, eine Trennung allein könne das Problem lösen. Das Beziehungsmuster wird sich wiederholen, wenn die Betroffene ihren Teil der Verantwortung nicht übernimmt und an ihrem Selbstwert arbeitet.

Die Veränderung im Außen bringt allein niemals die Heilung, sie kann diese nur unterstützen, so, wie das Entgiften des Körpers, über das ich in meinem Buch »Natürliches Entgiften – Freiheit für Körper, Geist und Seele« ausführlich geschrieben habe, dabei hilft, alte Ablagerungen, an die auch die Energien von durchlebten Traumata und Konflikten gebunden sind, aus dem Körper auszuschwemmen. Der Prozess, den Organismus gründlich zu reinigen, unterstützt also auch das Loslassen auf der seelisch-geistigen Ebene. Ist der Betroffene aber nicht bereit, auch direkt an der eigentlichen Ursache anzusetzen und seine innere Haltung zu verändern, wird er mit dem Entgiften nicht fertig werden, weil sich die Verschmutzung des Geistes immer wieder in seinem Körper niederschlagen wird. Genauso hört ein schwaches Selbstwertgefühl nicht auf, sich im Umfeld zu spiegeln, und der Betroffene wird immer wieder in Situationen kommen, in denen seine Mitmenschen ihn ebenso wenig respektieren wie er sich selbst.

Das eine Richtige gibt es nicht

Viele Menschen sind in verschiedenen Lebensbereichen ständig auf der Suche nach dem einen »Richtigen«. Sie suchen den richtigen Partner, den richtigen Job, die geeignete Sportart oder auch die richtige Therapie, den richtigen Arzt und vieles andere mehr. Doch aus meiner Sicht ist es nicht das, worum es geht. Es geht vielmehr darum zu lernen, sich bewusst für etwas zu entscheiden und damit dann wohlzufühlen. Eine richtige Wahl habe ich dann getroffen, wenn ich zu ihr stehe, ohne sie anzuzweifeln.

Unter meinen Klienten sind viele Krebskranke, die sich entschieden haben, die schulmedizinische Therapie in Anspruch zu nehmen und sie durch alternative Maßnahmen zu ergänzen. Ganz oft sagen sie etwas wie: »Diese Chemo bringt mich noch um, ich halte das nicht mehr aus.« Dieser Satz ist absolut verständlich, und dennoch ist es keine gute Idee, so zu denken, denn unter diesen Voraussetzungen wird die Therapie ihre Wirkung nicht oder nicht voll entfalten können. Ich gehe davon aus, dass zumindest ein Teil der Wirkung jeder Therapie auf der Überzeugung des

Kranken beruht, eine gute Wahl getroffen zu haben. Das Gleiche gilt für alternative Herangehensweisen. Jeder Zweifel wird den Erfolg der gewählten Methode mindern. Es gilt, eine klare Entscheidung zu treffen und die Verantwortung für den Heilerfolg weder an die Therapieform noch an den Therapeuten abzugeben. Aus den unzähligen Möglichkeiten und Kombinationsvarianten sollte jeder genau das für sich heraussuchen, hinter dem er auch stehen kann. Und zwar nicht zu neunzig, sondern zu hundert Prozent. Wenn das anfangs noch nicht der Fall ist, aber auch keine bessere Alternative in Sicht ist, darf aktiv nach Argumenten gesucht werden, die den Entschluss untermauern, und nicht, wie das so oft gemacht wird, nach Aspekten, die dagegensprechen und die Unsicherheit noch erhöhen.

Ein eingeschlagener Weg wird nur dann gut, wenn ich mich dafür engagiere.

Im Englischen gibt es die Redensart: »The joy you get is the joy you bring.« Die Freude, die du bekommst, ist die Freude, die du mitgebracht hast – ein wichtiger Hinweis darauf, dass es ein gesundes Verhältnis gibt zwischen dem, was man investiert, und dem, was man zurückbekommt.

Was sind Sie bereit zu geben?

Verantwortung zu übernehmen bedeutet also auch, etwas von sich zu geben. Nicht wie ein trotziges Kind nur etwas einzufordern, von dem man meint, es würde einem zustehen, sondern möglichst emotionslos zu überlegen, was ich gerne möchte und was ich bereit bin, dafür zu investieren. Wenn Sie sich eine Gehaltserhöhung wünschen, gehen Sie wahrscheinlich auch nicht spontan zum Chef und sagen ihm, dass Sie mehr Geld wollen. Wenn Sie sich indes auf das Gespräch vorbereiten, nach guten Argumenten suchen, warum Ihre Entlohnung nicht mehr Ihrer Leistung entspricht, und ihm zusätzlich unterbreiten, was Sie geplant haben zu tun, damit sich sein Einsatz auch für ihn auszahlen wird, haben Sie gute Karten.

Verfahren Sie genauso, wenn Sie vom Leben etwas haben möchten. Tragen Sie zusammen, was Sie dafür einbringen werden und warum das, was Sie sich wünschen, auch für den »Gesamtbetrieb« wichtig ist. Machen Sie sich bewusst, dass auch andere davon profitieren werden, wenn Sie Ihre Ziele erreichen. Überlegen Sie sich einmal, auf wen es sich alles auswirkt, wenn Sie zum Beispiel wieder voll bei Kräften sind, und denken Sie dabei groß. Ich hätte mir vor fünfzehn Jahren niemals vorstellen können, auf wie viele Menschen es einen Einfluss haben würde, dass ich gesund geworden bin. Und noch wichtiger: Wie genau wird Ihre Investition aussehen, der Einsatz, der Ihr gewünschtes Ergebnis rechtfertigt?

Das große Geheimnis ist nämlich, dass Sie all diese Argumente in erster Linie für sich selbst benötigen. Sehr oft sabotieren wir unsere großen Ziele mit falscher Bescheidenheit selbst. Die meisten Menschen können es sich nicht wirklich erlauben, wertvolle Geschenke anzunehmen, für die kein erkennbarer Einsatz erbracht wurde. Also achten Sie darauf, dass Sie stichhaltige Argumente in der Tasche haben, mit denen Sie Ihren Verstand davon überzeugen können, dass es völlig in Ordnung ist, wenn es Ihnen so gut geht.

Was für eine Investition planen Sie also, was werden Sie konkret von sich geben? Denken Sie an Ihr gesamtes Engagement: Ihre Aufmerksamkeit, Ihr Herzblut und Ihre aktiven Handlungen. Vielleicht werden Sie auch auf etwas verzichten, und sehr wahrscheinlich werden Sie Geld ausgeben. Hierbei kommt es nicht allein darauf an, was Sie einbringen, sondern auch darauf, wie Sie es tun. Wie denken Sie darüber, wenn Sie eine teure Therapie machen? Geben Sie das Geld gerne aus, oder ist es schmerzhaft? Vertrauen Sie darauf, dass es gut investiert ist, oder kommt hier schon wieder der Zweifel ins Spiel?

Wenn Sie zum Beispiel Ihre Ernährung umstellen und auf lieb gewonnene Gewohnheiten verzichten: Sind Sie dann stolz auf sich, oder bemitleiden Sie sich selbst? Was ist präsenter für Sie: Ihr anziehendes Zielbild, das Sie unbedingt erreichen wollen, oder der Verzicht? Was von beidem wäre nützlicher für Ihr Projekt?

Gewöhnen Sie es sich an, gezielt auf solche Dinge zu achten und korrigierend einzugreifen, wenn Sie merken, dass Sie sich gerade wieder selbst behindern. Ich denke, dass Ihnen im Laufe des Kapitels mehrmals bewusst geworden ist, dass Sie sehr viel mehr beeinflussen können, als Sie bisher geglaubt haben. Für den Fall, dass Sie sich dennoch wieder einmal hilflos fühlen, möchte ich Ihnen eine Übung empfehlen. Stellen Sie sich folgende Frage und beantworten Sie sie intuitiv:

»Wie viel Prozent dieses Umstandes kann ich wirklich beeinflussen? Wie viel im besten Fall und wie viel im schlechtesten Fall?«

Sie werden sehr schnell feststellen, dass Sie fast immer mindestens zehn Prozent verändern können, und das, wie Sie darüber denken und fühlen, liegt stets zu hundert Prozent in Ihrer Hand.

Im nächsten Schritt sollten Sie dann genau dort beginnen, wo Sie eingreifen können, anstatt wie ein hypnotisiertes Kaninchen auf das zu starren, was Ihnen unveränderlich erscheint. Wenn Sie die erste Tür zu einer Lösung geöffnet haben, werden viele andere ganz von alleine aufgehen.

Ist man verantwortlich für seine Vergangenheit?

Sehr oft werde ich gefragt, wie es mit Geschehnissen in der Vergangenheit aussieht. Muss man auch dafür die Verantwortung übernehmen? Ist ein Kind dafür verantwortlich, wenn es missbraucht wird, und ist jede Krankheit selbst verursacht?

Schon am Anfang des Kapitels habe ich ja ganz klar gesagt, dass Verantwortung für mich keinesfalls mit Schuld gleichzusetzen ist. Wir sind in diesem Körper auf die Erde gekommen, um zu lernen, und die Konflikte, die wir erleben, helfen uns dabei. Ich bin überhaupt kein Freund von Vorwürfen, egal, ob sie gegen einen anderen Menschen oder die eigene Person gerichtet sind; im Endeffekt läuft es ohnehin auf Letzteres hinaus. Man blockiert sich immer nur selbst, wenn man an Altem festhält und wählt, in der Opferhaltung zu bleiben. Damit gibt man dem, der einem vermeintlich etwas angetan hat, weiterhin die gesamte Macht über das eigene Leben, und man tut es vor allem deswegen, um im Recht zu sein. »Du hättest es nicht tun dürfen.« Das mag stimmen. Aber ist es hilfreich, das immer wieder zu denken? »Ich bin der bessere Mensch als du.« Vielleicht, aber wir wissen es nicht. Vielleicht habe ich dir in einem anderen Leben das Gleiche angetan, vielleicht habe ich dich auf der Seelenebene gebeten, es zu tun, weil ich etwas Bestimmtes daraus lernen wollte. Man kann das alles hochphilosophisch diskutieren und wird doch nie herausfinden, was wirklich stimmt. Ich sehe das ganz pragmatisch. Die Frage »Warum ist mir das passiert?« erscheint mir nicht interessant, viel spannender ist die Überlegung: »Wie kann ich es heute für mich nutzen, dass mir das passiert ist?« Stellen Sie sich diese Frage, wenn Sie in der Situation sind, dass Sie etwas aus Ihrer Vergangenheit noch nicht loslassen konnten. Übernehmen Sie die Verantwortung: nicht für das, was vor vielen Jahren passiert ist, aber für das, was Sie heute daraus machen.

Im Laufe meiner Praxistätigkeit habe ich viele Menschen getroffen, die sehr schlimme Dinge erlebt haben, und mir ist noch nie jemand begegnet, für den das Leben immer rosarot war. Und ich habe die Erfahrung gemacht, dass ausgerechnet diejenigen, bei denen heute alles glattzulaufen scheint, die beeindruckendsten Geschichten zu erzählen haben. Gerade aus dem, was sie erlebt haben, haben sie ihre enorme Stärke entwickelt.

Auch Menschen, die noch unverarbeitete Traumata mit sich herumschleppen, machen sich diese auf die eine oder andere Art zunutze, doch gleichzeitig schaden sie sich damit. Ein offensichtlicher Nutzen besteht in solchen Fällen immer darin, eine Ausrede dafür zu haben, sich nicht voll entfalten zu können. Die ganze Zeit über laufen unbewusst im Hintergrund Gedanken wie: »Dass mein Leben nicht so läuft, wie ich mir das vorstelle, hat nichts mit mir zu tun. Daran bist DU Schuld. Wärst DU nicht gewesen, wäre alles gut. Ich hätte alles richtig gemacht und mein Leben genossen, aber DU hast es mir versaut.« Dieses »Du« kann natürlich auch eine Krankheit sein oder ein Unfall. Jedenfalls fühlt sich der Betroffene dadurch berechtigt, in dieser bedauernswerten Lage zu sein. Und zum Beispiel in der einen oder anderen Beziehung stets die eigenen Interessen in den Mittelpunkt zu stellen oder sich gehen zu lassen, sich Eigenarten und Süchte zu erlauben und vieles andere mehr. Sich diesen Zusammenhang einzugestehen kann ein Schock sein, aber ein heilsamer. Und es ist ein enormer Befreiungsschlag, sich dazu zu entschließen, von nun an die volle Verantwortung für das eigene Leben, die Gedanken und Gefühle zu übernehmen. Dass es vielleicht eine Phase gegeben hat, in der Sie das nicht konnten, weil Sie jemandem tatsächlich ausgeliefert waren, ist ein Grund mehr dafür, es jetzt zu tun.

Wenn Sie krank sind, halten Sie sich nicht mit der Frage auf, was Sie in der Vergangenheit falsch gemacht haben, dass es dazu gekommen ist, und machen Sie sich deswegen erst recht keine Vorwürfe, sondern überlegen Sie sich, was Sie von jetzt an aktiv tun können, um gesund zu werden. Wo können Sie sofort ansetzen?

Nachdem Sie die ersten beiden Kapitel dieses Buches gelesen haben, haben Sie hierfür schon eine Menge Anhaltspunkte:

- Setzen Sie sich ein Ziel.

- Fragen Sie sich in jeder herausfordernden Situation, was Sie lernen dürfen und wie viel Sie davon beeinflussen können.

- Legen Sie das, was Sie über den Umstand, der Sie belastet, denken, auf sich selbst um, und setzen Sie genau dort an.

- Machen Sie sich ein Spiel daraus, möglichst viele Alternativen herauszufinden, wie Sie auf eine Sache reagieren könnten.

- Listen Sie auf, was Sie für das, was Sie sich wünschen, zu geben bereit sind, und geben Sie es gerne.

- Fragen Sie sich nicht, warum Sie in eine bestimmte Lage gekommen sind, sondern wie Sie sie für sich nutzen und hinter sich lassen können.

Fangen Sie stets klein an!

Im vorigen Kapitel habe ich schon angesprochen, dass es mir wichtig ist, mit Ihnen nicht nur über Beschwerden zu sprechen, sondern über den ganz normalen Alltag. Erstens weil sich all Ihre Gewohnheiten auf Ihre Gesundheit auswirken und zweitens weil Sie es nicht schaffen werden, das Problem dort zu lösen, wo es Sie am meisten belastet. Jeder Mensch hat im Laufe seines Lebens bestimmte Muster entwickelt, er hat sich eine bestimmte Art, zu denken und zu sprechen, angewöhnt, und er handelt auf seine ganz persönliche Weise. Wenn wir etwas schon sehr oft getan haben, automatisiert es sich. Wir müssen dann nicht mehr nachdenken, sondern die Handlungen werden einfach abgespult. In vielen Bereichen ist das höchst hilfreich, zum Beispiel wenn wir beim Autofahren nicht erst überlegen müssen, dass wir jetzt ebenfalls bremsen sollten, wenn wir die Bremslichter unseres Vordermannes aufleuchten sehen. Wir tun es einfach. Genauso wie wir – ganz ohne uns auf die körperliche Ausführung zu konzentrieren – schreiben, eine Flasche öffnen oder diverse Haushaltstätigkeiten verrichten können. Auf diese Weise kann unser Gehirn eine Menge Energie einsparen, die uns anderweitig zur Verfügung steht. Doch wie überall gilt: kein Vorteil ohne Nachteil. Es gibt nämlich auch eine Menge Automatismen, die eher hinderlich sind und die wir uns in diesem Kapitel anschauen wollen.

Unter anderem durch unbewusste Nachahmung haben wir uns bestimmte Verhaltensweisen angewöhnt, die uns eigentlich nicht mehr gefallen, die aber als Reaktion auf konkrete Reize so schnell ablaufen, dass wir gar nicht eingreifen können. Zum Beispiel wenn man kritisiert wird und sofort beleidigt ist; wenn jemand etwas sagt und man ihn umgehend verbessern muss; wenn man in Panik ausbricht, nur weil etwas nicht genau so läuft, wie man es sich vorgestellt hat; wenn man anderen stets helfen will, obwohl man merkt, dass es einem selbst nicht guttut, und so weiter. Es gibt unzählige Beispiele für solche Muster, die zum größten Teil unbewusst ablaufen.

Automatisierte Verhaltensmuster können zur Häufung von Schwierigkeiten führen

Ein wichtiger Bestandteil meiner Arbeit ist es, gemeinsam mit meinen Klienten die Handlungsabläufe herauszufiltern, die sich am stärksten hemmend auswirken, und Wege aufzuzeigen, wie sie durchbrochen werden können. Denn selbstverständlich lässt sich ein Verhalten auch dann verändern, wenn es sich bereits automatisiert hat; das erfordert lediglich eine konsequente Einübung über einen bestimmten Zeitraum.

Fast alle Menschen pflegen jedoch die Angewohnheit, konstant auf einer eingefahrenen Spur zu bleiben, solange die Probleme gerade noch auszuhalten sind; ich kann hiervon selbst ein Lied singen. Das führt normalerweise dazu, dass sich die schwierigen Situationen häufen. Dazu müsste es aber gar nicht kommen, wenn man bereit wäre, schon bei kleineren Anlässen genau hinzuschauen und gegebenenfalls auch etwas zu verändern. Normalerweise aber muss erst der Druck so groß werden, dass man gar nicht mehr anders kann, als endlich die Dinge in eine andere Richtung zu lenken. Dann hat sich allerdings schon so viel aufgestaut, dass erstens sehr viel Kraft verbraucht wurde und zweitens der Berg an Herausforderungen so hoch ist, dass man ihn nicht mehr überblicken kann. Genau da, wo der Schuh am allermeisten drückt, muss dann ganz schnell eine Lösung her, und gleichzeitig erscheint es dem Betroffenen absolut unmöglich, dass es diese Lösung gibt.

Ich könnte Ihnen in diesem Zusammenhang Hunderte Geschichten erzählen. Zum Beispiel habe ich eine befreundete Frau über viele

Jahre dabei beobachtet, wie sie sich für andere aufopferte. Erst führte sie den Haushalt ihrer Schwiegermutter, die im Haus nebenan wohnte, obwohl diese nicht pflegebedürftig war und sie pausenlos drangsalierte. Wenn meine Bekannte putzte, war es nicht sauber genug, wenn sie kochte, schmeckte es nicht so richtig, und wenn sie sich, was sehr selten vorkam, im gemeinsamen Hof zwischen den beiden Häusern kurz niedersetzte, um sich auszuruhen, brauchte die Schwiegermutter mit Sicherheit ganz dringend ihre Hilfe. Meine Freundin Hanni ließ sich nicht beirren und gab weiterhin ihr Bestes, sie zufriedenzustellen, was natürlich nicht gelang. Als die alte Dame schließlich starb, stand Hanni kurz vor einem Burn-out, und ihre Ehe war in einer ernsten Krise, weil ihr Mann sich niemals deutlich auf die Seite seiner Frau gestellt hatte und seiner Mutter entgegengetreten war. Meiner Meinung nach war das jedoch auch gar nicht seine Aufgabe, da er ja kein Problem mit der Mutter gehabt hatte. Vielmehr war es seine Frau selbst, die für klare Verhältnisse hätte sorgen können. Hanni sah das natürlich anders, denn sie gefiel sich in ihrer Rundumopferhaltung. Sie war die Gute, die alles für alle tat und auf der jeder nur herumhackte. Demzufolge war ich sehr gespannt, wie es nach dem Tod der Schwiegermutter weitergehen würde. Nach etwa zwei Monaten, als wieder ein labiler Friede im Haus eingekehrt war, wurde bei Hannis Mutter Krebs diagnostiziert. Es war ein sehr schnell wachsender Tumor, der der armen Frau nicht nur erhebliche Beschwerden, sondern auch große Angst verursachte. Hanni war rund um die Uhr für sie da. Sie fuhr sie mehrmals wöchentlich ins Krankenhaus zur Chemotherapie und zu begleitenden Alternativtherapeuten, sie holte beide Eltern jeden Mittag mit dem Auto ab, damit sie mit ihr und ihren Kindern essen konnten, und jeden Samstag verbrachte sie im Haus der Eltern, um zu putzen und zu waschen, weil ihre Mutter das nicht mehr konnte. Aufgrund Hannis liebevoller Pflege lebte die Mutter noch fast zwei Jahre, bedurfte in den letzten fünf Monaten jedoch rund um die Uhr einer Betreuung. Dreimal dürfen Sie raten, wer das übernommen hat. Mein Kontakt zu Hanni ist in dieser Zeit nahezu vollständig eingeschlafen, nicht nur deswegen, weil sie keine Zeit mehr hatte, sondern auch, weil ich mich dazu entschied, mir ihr Gejammere nicht mehr anzuhören. Sie war kein Mensch, der in der Fürsorge für andere aufging. Die Motivation für ihr Tun lag in einem tiefen Wunsch, es allen recht zu machen und Anerkennung dafür zu erhalten – die jedoch weiterhin ausblieb. Zwar sprach ihre eigene Mutter nicht in einem solchen Kommandoton mit ihr wie ihre Schwiegermutter, war aber dennoch sehr fordernd und übte über die Mitleidsmasche großen Druck auf ihre Tochter aus. Wenn Hanni keine Zeit hatte, weinte die Mutter; wenn es Hanni nicht möglich war zu kochen und sie ihr nur ein Fertiggericht vorbeibrachte, konnte sie es entweder gar nicht essen, oder sie musste sich erbrechen. Die Pflegerin, die Hanni vorübergehend einstellte, war ihr zu grob, sie zeigte ihrer Tochter die blauen Flecke, die sie ihr beim Heben aus dem Bett zugefügt hatte.

Man könnte meinen, dass es Hanni irgendwann zu viel geworden wäre, doch sie hatte zwar diverse Symptome, von Verdauungsstörungen über Kreislaufprobleme und Panikattacken bis hin zu schmerzhaften Nervenentzündungen im ganzen Körper, doch sie blieb stets gerade noch so funktionsfähig, dass sie alles erledigen konnte, was von ihr erwartet wurde. Es sollte noch ganze drei Jahre dauern, bis Hanni tatsächlich kollabierte. In der Zwischenzeit war ihre Mutter gestorben, und der Vater hatte umgehend ihre Rolle eingenommen. Er verkraftete den Tod seiner Frau nicht, weigerte sich, alleine im Haus zu bleiben, und diktierte in den folgenden zwei Jahren das Leben seiner Tochter. Zum Zeitpunkt von Hannis Zusammenbruch war auch er schon tot, doch Hannis Mann war mit einem komplizierten Hüftbruch mehrere Monate lang völlig bewegungsunfähig, und ihr jüngerer Sohn hatte mit seiner Freundin ein Baby bekommen, das Hanni betreute, damit die beiden ihre Ausbildung nicht unterbrechen mussten.

Aufopferung ist keine gute Lösung

So unglaubwürdig die Geschichte auch klingt, sie ist wahr. Von außen erscheint Hannis Aufopferung fast schon wahnsinnig, doch wann immer ich mit ihr sprach, sagte sie nur: »Was soll ich denn machen, es gibt keine andere Lösung.« Und tatsächlich reagierte sie so, wie die meisten Menschen es tun, wenn sie tief in ein Muster verstrickt sind. Es wäre ein gewaltiger Schritt gewesen, ihren Sohn, ihren Mann, ihren Vater und ihre Mutter in deren Notlage im Stich zu lassen. Hier anzusetzen, ohne jemals vorher geübt zu haben, eigenverantwortlich zu entscheiden, was man dem geliebten Menschen eigentlich gerne abnimmt und was einen selbst zu sehr belastet, ist wirklich sehr, sehr schwer. Zu solch einer enormen Herausforderung ist es aber ja nur gekommen, weil Hanni die Einladung, in die eigene Verantwortung zu gehen, so lange ignoriert hat. Es hat sich über Jahre, wahrscheinlich sogar über Jahrzehnte entwickelt, dass jeder in der Großfamilie wusste, dass für Probleme aller Art nur eine Person zuständig war: Hanni.

Bei ihrer Schwiegermutter wäre es noch wesentlich leichter möglich gewesen, das eine oder andere Mal klar Nein zu sagen, doch weil sie damals noch nicht am Ende ihrer Kräfte gewesen war, hatte dazu keine Notwendigkeit bestanden. Und letztlich hat sie sich ohnehin nicht bewusst entschieden; es war ihr Körper, der das übernahm. Sie wählte lieber den Zusammenbruch, anstatt zu sagen: »Das möchte ich nicht machen, ich brauche Zeit für mich.«

Wäre sie irgendwann in dieser Zeit nicht als Freundin, die sich nur ausweinen, aber keine Lösung suchen wollte, sondern als Klientin zu mir gekommen, hätte ich mir gemeinsam mit ihr angeschaut, in welchen ganz kleinen Alltagssituationen ihr Aufopferungsmuster ebenfalls auftauchte, um genau dort anzusetzen. Eine nachhaltige Veränderung hätte tatsächlich nicht so aussehen können, ihr zu raten, die Mutter in ein Heim zu geben. Das hätte weder die Mutter noch Hanni verkraftet. Es ist kein Zufall, dass es allen Menschen, die vor einer wirklich großen Herausforderung stehen, unmöglich erscheint, diese zu bewältigen. Das wäre vergleichbar mit der Aufgabe, ohne je zuvor auf einen Berg gestiegen zu sein, völlig untrainiert und ohne Sauerstoff den Mount Everest erklimmen zu müssen. Das kann nicht funktionieren. Wenn es aber erst einmal so weit gekommen ist, dass über viele Jahre immer wieder die Hinweise auf einen Lernprozess übersehen wurden und eine wirklich verfahrene Situation entstanden ist, sieht es so aus, als wäre ein radikaler Umbruch die einzige Möglichkeit. Manche schaffen das auch tatsächlich und sind damit erfolgreich, manche probieren es und scheitern kläglich, die meisten aber tun gar nichts, weil der Riesenschritt sie zu sehr ängstigt und alles andere sinnlos erscheint.

Große Veränderungen entstehen durch eine Aneinanderreihung von vielen kleinen

Wenn man eine Lebenssituation gründlich durchleuchtet, findet man stets unzählige Punkte, an denen man ganz leicht ansetzen kann. In Hannis Leben gab es Tausende Gelegenheiten, um eigenverantwortliches Handeln zu üben und andere in ihrer Verantwortung zu belassen. Vieles davon konnte ich selbst beobachten. So fiel es ihr schwer, Freundinnen eine Bitte abzuschlagen, die teilweise völlig unnötig war. Ihre Kinder bediente sie nicht nur von vorne bis hinten, sie verwöhnte sie geradezu. Einmal wurde ich Zeugin, wie ihre siebzehnjährige Tochter am Donnerstag aus der Schule kam, ihre Bluse auszog und der Mutter mit den Worten in die Küche brachte: »Die möchte ich morgen Abend anziehen, kannst du sie bitte vorher noch waschen und bügeln?« Nicht nur, dass sie dazu in diesem Alter natürlich selbst in der Lage gewesen wäre, ich hätte mir zumindest den Hinweis von Hanni erwartet, dass sie künftig darauf verzichten solle, Kleidungsstücke, die sie am Wochenende brauchte, am Donnerstag noch in die Schule anzuziehen. Doch nichts dergleichen geschah. Sie sagte: »Natürlich, mein Schatz«, und als die Tochter wieder verschwunden war, erklärte sie mir, dass man das verstehen müsse, weil es eben die Lieblingsbluse sei. Ein Zusatz, der nicht nötig gewesen wäre, hätte sie nicht selbst gemerkt, dass sie sich gerade komisch verhalten hatte.

An all diesen Schrauben hätte Hanni beizeiten drehen können, ganz ohne jemanden in einer echten Notlage im Stich zu lassen, und bei genauerem Hinschauen hätte man noch unbedeutendere Übungschancen wahrnehmen können. Man hätte vielleicht festgestellt, dass sie nicht dazu in der Lage war, den Bäcker darauf hinzuweisen, wenn er ihr das falsche Brot einpackte, und sie die falsch zugestellte Post in ihrem Briefkasten am Nachmittag selbst zur richtigen Adresse fuhr, anstatt sie dem Briefträger am nächsten Tag wieder mitzugeben. Schritt für Schritt hätte sie dann lernen können, sich einmal anders zu verhalten, als es ihr Muster vorgab. Auch dort, wo ihr Alternativlösungen absolut unmöglich erschienen, hätte es in Wahrheit viel mehr Möglichkeiten gegeben als nur die, alles hinzuwerfen oder sich komplett aufzuopfern. Nach einer gewissen Umgewöhnungsphase und ein wenig Bestimmtheit hätte man mit Sicherheit ein Fertiggericht finden können, das ein- oder zweimal pro Woche für die Mutter zumutbar gewesen wäre, und eine Putzfrau zu suchen hätte Hanni ebenfalls viel Zeit und Energie sparen können.

Ich habe den Eindruck, dass uns allen der Ausdruck »ganz oder gar nicht« tief in den Knochen steckt und in vielen Fällen davon abhält, es uns leichter zu machen. Wahrscheinlich interpretieren wir den Satz auch völlig falsch, der ursprünglich nur als Einladung gedacht war, alles, was wir tun, aus ganzem Herzen zu tun, was bei Hanni ja absolut nicht der Fall war. Jedenfalls ist es mehr als ratsam, vor allem am Anfang viele kleine Schritte zu machen, denn kein Ziel kann man in einem einzigen Sprung erreichen. Und wenn man sich in einer Situation nicht wohlfühlt, ist jede noch so kleine Veränderung um Welten besser als gar keine.

Sie brauchen kein anderer Mensch zu werden

Kein Muster ist grundsätzlich nur gut oder nur schlecht. Was manchmal falsch ist, kann in vielen Fällen sehr bereichernd sein, so wie es gleichzeitig Last und Tugend ist, wenn man, wie Hanni, die eigenen Bedürfnisse ganz zurücknehmen und für andere da sein kann. Deswegen sollte es nie Ihr Ziel sein, ein völlig anderer Mensch zu werden. Genauso wenig brauchen Sie Angst davor zu haben, dass das geschehen könnte, wenn Sie damit beginnen, sich selbst bewusster zu beobachten und gelegentlich anders zu verhalten. Mit absoluter Sicherheit werden Ihnen all Ihre Gewohnheiten und Stärken erhalten bleiben. Was ich mit meinen Klienten erreichen will und wozu ich Sie mit diesem Buch einladen möchte, ist lediglich, das Repertoire wieder zu erweitern. Den automatisierten Abläufen nicht einfach das Kommando zu überlassen und nur als Zeuge dem eigenen Handeln beizuwohnen, sondern die Dinge wieder klar zu erkennen und in bestimmten Situationen ganz bewusst zu entscheiden, wie man eigentlich reagieren möchte. Und, das kennen Sie schon, nicht in die Falle zu tappen zu glauben, es gäbe nur eine Möglichkeit. Vor allem wenn man in Emotionen verstrickt ist, sieht man momentan vielleicht nur eine Lösung, aber selbstverständlich gibt es in Wahrheit unzählige.

Wenn jemand mit einem Problem zu mir kommt, finden wir zunächst heraus, welches Reaktionsschema maßgeblich daran beteiligt ist. Dann bitte ich den Klienten, erst einmal ein paar Tage, vielleicht sogar Wochen, seinen Alltag zu beleuchten, um die ganzen kleinen und großen Situationen zu finden, in denen es auftaucht. Hierbei ist es wichtig, ganz ehrlich zu sich selbst zu sein und konsequent auf jegliche Selbstkritik zu verzichten. Das ist nicht ganz einfach, weil es bisweilen sehr schmerzhaft sein kann herauszufinden, wie oft man sich wenig zielführend verhält, ohne es überhaupt zu merken. Als ich zum Beispiel erkannte, wie oft ich andere kritisierte, anstatt mich auf mich selbst zu konzentrieren, war ich nicht gerade stolz darauf. Trotzdem ist es wertvoll zu wissen, wo der Hund begraben liegt. Übrigens ist es außerordentlich hilfreich, wenn man sich selbst motiviert, indem man sich für seine Entdeckungen lobt. Das ist schließlich der Stoff, mit dem man arbeiten kann. Es empfiehlt sich dringend, das Gefundene schriftlich festzuhalten, sodass nach einer gewissen Zeit eine höchst interessante Liste entsteht. Der nächste Schritt besteht darin, jede aufgelistete Situation mit einer Punktezahl von eins bis zehn zu bewerten, je nachdem, wie stark emotional beladen sie ist.

Die schwersten Aufgaben zunächst komplett zurückstellen

Nehmen wir einmal an, jemand möchte seine Angst bearbeiten und hat verschiedene Begebenheiten zusammengetragen, die ihn verunsichern. Auf dem Zettel stehen Situationen wie: Aufzug fahren, Flugreisen, unbekannte Menschen ansprechen, vor der Geschäftsführung präsentieren, etwas im Geschäft umtauschen, sein Recht einfordern, wenn jemand sich vordrängen will, und in der Großstadt Auto fahren.

Die anschließende Bewertung ergibt, dass der Gedanke an die Flugreise mit zehn von zehn Punkten die heftigsten Angstgefühle auslöst. Auch die Präsentation vor der Geschäftsführung mit neun und das Autofahren in der Großstadt mit acht Punkten sind sehr stark angstbesetzt. Derartige Herausforderungen werden für den Anfang komplett zurückgestellt. Stattdessen sucht man sich einen Sachverhalt, der auf maximal vier Punkte geschätzt wurde, am besten aber noch weniger, und nimmt sich für einen konkreten Zeitraum vor, nur hiermit zu üben. Unser fiktiver Angstkandidat, nennen wir ihn Karl, könnte damit beginnen, gezielt fremde Menschen anzusprechen, weil er das mit drei Punkten bewertet hat. Außerdem gehen wir davon aus, dass ihm das Ansprechen in bestimmten Konstellationen ein wenig leichter fällt, wenn es sich nämlich um eine Verkäuferin handelt. Er könnte also das als Erstes probieren und sich dann sukzessive steigern.

Das Ziel hierbei ist schlicht, sich ein wenig anders zu verhalten als bisher. Hätte er früher beim Einkaufen lieber selbst eine halbe Stunde gesucht, ehe er eine Angestellte um Hilfe gebeten hätte, könnte er jetzt gleich fragen. Es ist sehr wichtig, jede geplante Übung so zu wählen, dass sie mit absoluter Sicherheit bewältigt werden kann. Sollte sich im Zuge der praktischen Durchführung herausstellen, dass man sich überschätzt hat und die Aufgabe doch noch zu groß ist, wird sie umgehend aufgespalten und leichter gemacht. Sollte Karl sich also vorgenommen haben, beim nächsten Einkauf sofort die Verkäuferin um Hilfe zu bitten, und dann feststellen, dass er lieber doch erst selbst ein wenig nach den gewünschten Produkten suchen will, sollte er zumindest sicherstellen, dass er weniger lange alleine sucht als bisher, sodass er sich zwar nicht komplett überfordert, aber doch ein kleines Stück weit aus seiner Komfortzone hinausgeht und ein Erfolgserlebnis hat. Diese Übung sollte er dann so lange wiederholen, im Idealfall täglich, bis er sich damit richtig wohlfühlt, erst dann geht es weiter. Die nächste Trainingseinheit wird so gewählt, dass es eine kleine Steigerung gibt, die aber gut zu bewältigen ist. Wenn es ihm gelingt, beim Betreten eines Geschäfts unmittelbar und mit gutem Gefühl auf das Verkaufspersonal zuzusteuern, könnte er es in Angriff nehmen, einmal in einem anderen Kontext jemanden anzusprechen. Zum Beispiel auf einer Party oder bei einer Firmenfortbildung. Er könnte überprüfen, ob es ihm leichter fällt, zunächst auf einen Mann zuzugehen, und wenn ja, zuerst das tun. Wenn er mit dem Ergebnis zufrieden ist, könnte er es mit einer Frau probieren.

Stärken Sie Ihr Selbstwertgefühl, indem Sie das, was Sie sich vornehmen, auch tun

Es geht darum, sich in ganz kleinen Schritten, dafür aber kontinuierlich in eine bestimmte Richtung zu bewegen, und zwar so, dass man dabei ständig Erfolgserlebnisse sammelt. Dadurch wird die Erfahrung gemacht, wie schön es sich anfühlt, über sich selbst hinauszuwachsen und die Dinge auf eine neue Art zu tun. Man entdeckt sich selbst und die Welt quasi ein Stück weit neu und gewinnt an Selbstvertrauen, weil man beweist, in der Lage zu sein, das, was man sich vorgenommen hat, auch zu tun.

Der Hauptgrund dafür, dass viele Menschen in unserer Gesellschaft ein so miserables Selbstwertgefühl haben, ist meiner Meinung nach die Tatsache, dass sie sich gewohnheitsmäßig viel mehr vornehmen, als sie schaffen können. So erleben sie ein ständiges Scheitern, das sich in ihrem Unterbewusstsein festsetzt, obwohl sie in Wahrheit sehr viel leisten. Kommt es bei Ihnen auch vor, dass Sie nach einem anstrengenden Tag mit dem Gefühl ins Bett gehen, versagt zu haben, weil Sie nicht alles erledigen konnten, was Sie wollten? Dann wird es Ihnen guttun, an Ihrer Selbstliebe zu arbeiten, indem Sie von jetzt an darauf achten, Ihre Vorhaben so zu planen, dass Sie am Ende des Tages alle Punkte Ihrer To-do-Liste abhaken und als Held oder Heldin zu Bett gehen können. Damit signalisieren Sie sich selbst, dass Sie sich auf sich verlassen können und jeder Plan auch tatsächlich zur Umsetzung kommt.

Wenn Ihnen jetzt Gedanken der Sorte »dann schaffe ich ja noch weniger« kommen, kann ich Ihnen versichern, dass das ein Irrtum ist. Stellen Sie sich einmal vor, Sie wären eine Führungskraft. Würden Sie dann einem äußerst fähigen Mitarbeiter seine Aufgaben so zuteilen, dass er mit einer nahezu hundertprozentigen Wahrscheinlichkeit scheitern muss, ihn dann anschließend richtig zur Sau machen und am Abend mit dem Gefühl nach Hause gehen, jemanden richtig gut motiviert und das Beste aus ihm herausgeholt zu haben? Wenn Sie das zweimal mit ihm gemacht haben, wird sich dieser Mitarbeiter sicher nicht noch mehr anstrengen, sondern vermutlich überhaupt nicht mehr, weil er ohnehin schon weiß, wie die Angelegenheit am Ende für ihn ausgehen wird.

Oder würden Sie so mit Ihrem Kind umgehen? Wenn die Antwort Nein lautet, behandeln Sie sich selbst bitte auch nicht so.

Sie werden mehr schaffen, wenn Sie sich weniger vornehmen. Die regelmäßigen Erfolgserlebnisse werden Sie dazu beflügeln, auch nach dem erfüllten Soll noch ein wenig weiterzumachen. Aber nicht nur das, Sie werden besser schlafen, entspannter aufstehen und mit mehr Freude arbeiten. Glauben Sie es mir bitte nicht einfach; probieren Sie es aus.

Gerade die Arbeit an sich selbst sollte in keinem Fall einen zusätzlichen Stressfaktor im Leben darstellen, sondern ganz nebenbei für noch mehr Erfolgserlebnisse, Freude und spannende Erkenntnisse sorgen.

Ein weiteres Beispiel aus meiner Praxis zeigt auf ganz wunderbare Weise, dass ein Schritt gar nicht so klein sein kann, als dass er nicht Großes bewirken könnte. Die Beschwerden, derentwegen Patrizia mich aufsuchte, wiesen allesamt auf eine große Nervenbelastung hin. Sie schien komplett unter Strom zu stehen und konnte sich überhaupt nicht entspannen. Schnell stellte sich heraus, dass sie ein massives Kontrollproblem hatte. Es war, als hätte man ihr die alleinige Verantwortung dafür übertragen, dass auf dieser Welt jeder alles richtig machte, und ich muss gestehen, dass ich einige Anteile meines früheren Lebens in ihr wiedererkannte. Eigentlich waren all ihre Beziehungen gestört, weil sie jedem misstraute. Sie kontrollierte ihre Kinder und ihren Mann, beobachtete ihre Nachbarn, immer bereit, vor die Türe zu springen, wenn jemand etwas tat, was sich nicht gehörte, sie fing im Supermarkt regelmäßig mit der Kassiererin einen Streit an, im Restaurant mit dem Kellner, beim Taxifahren mit dem Fahrer und in der Schule mit den Lehrern ihrer Kinder. Patrizia wusste einfach immer besser, wie etwas zu sein hatte, und sie litt darunter, dass sie sich um alles kümmern musste. Bei genauerem Hinsehen handelte es sich um ein ganz ähnliches Muster wie bei Hanni, denn hinter deren Aufopferung steckte ja zum einen die feste Überzeugung, besser zu wissen als andere, was gut für sie war, und zum anderen die tiefe Sehnsucht nach Anerkennung. Patrizia opferte sich allerdings nicht auf, sondern belehrte; doch auch wenn sie sich scheinbar mit jedem anlegte, tat sie es vor allem deshalb, weil jeder sehen sollte, was für ein guter Mensch sie war und wie fantastisch sie sich in allem auskannte.

Klitzekleine Details konsequent verändern

Ich erklärte ihr, wie wichtig es sei, mit leichten Übungen in den Bereichen anzufangen, die sie nicht stark belasteten. Dann suchten wir gemeinsam nach einer typischen Situation ihres Alltags, in der sie versuchen konnte, Kontrolle loszulassen, ohne dabei in Panik auszubrechen. Sie wollte bei ihrem Mann beginnen, weil sie ihm eigentlich zutiefst vertraute, auch wenn sie ihn überwachte. Das Kontrollmuster war einfach zu stark. Normalerweise ist es einfacher, im weiteren Umfeld zu beginnen und die Familie erst einmal außen vor zu lassen, Patrizia jedoch wäre es viel schwerer gefallen, sich zum Beispiel auf die Kompetenz der Lehrerin ihrer Kinder zu verlassen als auf ihren Partner.

Ihr Mann war selbstständig tätig und verließ jeden Morgen, unmittelbar nachdem sie und die Kinder aufgestanden waren, das Haus. Anstatt sich liebevoll voneinander zu verabschieden, spielte sich zwischen ihnen seit Jahren täglich der gleiche Dialog ab.

»Ich gehe jetzt.«

»Wann kommst du wieder?«

»Ich weiß es nicht.« Dabei verdrehte er stets die Augen. Die Frage nervte ihn, weil sie doch genau wusste, dass er nicht sagen konnte, wie lange er bei den Kunden brauchen würde. Doch selbst wenn er es gewusst hätte, hätte er ihr niemals einen fixen Zeitpunkt genannt, weil sie sonst halb durchgedreht wäre, wenn er sich um eine Viertelstunde verspätet hätte.

Sie erzählte mir, dass sie schon früher einmal aus eigenem Antrieb versucht hatte, diesen Satz wegzulassen, der ihren Mann nur verärgerte und ihr keine zusätzliche Information einbrachte.

»Ich habe es genau ein einziges Mal geschafft, Alexandra, und ich kann dir sagen, ich habe geglaubt zu ersticken. Seither sage ich es wieder, ich kann einfach nicht meinen Mund halten.«

Doch so schnell gebe ich nicht auf. Ich fragte sie, ob sie es sich zutrauen würde, stattdessen zu sagen: »Ich freu mich, wenn du wiederkommst!«

Sie sagte, das würde sie sich durchaus zutrauen, das Allerwichtigste sei für sie, dass sie irgendetwas sagen dürfte. Also schickte ich sie für die nächsten drei Wochen nur mit dieser einen klitzekleinen Aufgabe nach Hause: »Ich freu mich, wenn du wiederkommst« zu sagen anstatt »Wann kommst du wieder?« Es gelang ihr an jedem einzelnen Morgen, und sie fühlte sich jeden Tag besser. Das war ihr erster Schritt in ein völlig neues Leben. Es war eine unendliche Erleichterung für sie, dass wir immer Übungen fanden, die sie tatsächlich umsetzen konnte, denn aufgrund ihres Perfektionismus litt sie enorm darunter, sich nicht an ihre eigenen Vorgaben halten zu können. Weil sie bisher einfach keinen Weg dorthin gefunden hatte, kritisierte und kontrollierte sie die anderen, während sie jetzt, mit allem, was sie für sich selbst erreichte, ein Stück weit davon ablassen konnte. Patrizia hatte meine Begleitung für ein ganzes halbes Jahr gebucht. Bereits nach drei Monaten war sie völlig beschwerdefrei, und wir mussten uns überhaupt nicht mehr über ihr Kontrollthema unterhalten, weil es sich in Luft aufgelöst hatte. Stattdessen suchten wir gemeinsam nach ihrer Bestimmung. Nach sechs Monaten hatte sie sich scheinbar in einen anderen Menschen verwandelt. Sie hatte ihre unglaublichen Energien in den Aufbau einer eigenen Selbstständigkeit gelenkt und war vollkommen entspannt und liebevoll.

Es ist für mich sehr berührend zu sehen, mit wie viel Dankbarkeit und Engagement meine Klienten die Strategien, die ich für sie erstelle, in ihren Alltag integrieren. Ohne diese konsequente praktische Umsetzung wäre meine Arbeit völlig wertlos. Manchmal würde ich ihnen gerne mehr von ihrer Last abnehmen, doch Gott sei Dank kann ich das gar nicht. Ich würde mich über meinen Verantwortungsbereich hinaus bewegen und mich über sie stellen. Durch die eigene Aktivität profitieren sie wesentlich mehr und dauerhafter, weil sie alles, was sie einmal angewandt haben, auch auf jede künftige Herausforderung übertragen können.

Ganz langsam wieder selbst die Kontrolle übernehmen

Das folgende Beispiel zeigt, wie eine erwünschte Veränderung abläuft, wenn man mit kleinen Schritten beginnt. Bettina kam zu mir, weil sie schon seit Jahren erfolglos versuchte, Gewicht zu verlieren. Natürlich erstellte ich ein individuelles Entgiftungsprogramm für sie, das sowohl zu ihrem Körper als auch zu ihrem Alltag passte. Es galt aber, vorher ein anderes Problem zu bewältigen, nämlich dass sie zwanghaft jeden Abend eine große Tüte Chips vertilgte. Es störte sie seit Langem erheblich, dass sie sich diesbezüglich gar nicht unter Kontrolle hatte, und war sich des schlechten Beispiels bewusst, das sie für ihre Kinder abgab. Sie sagte, sie habe in den letzten Jahren gefühlte hundert Male versucht, die Angewohnheit abzulegen, doch es sei ihr nicht gelungen. Natürlich hatte sie sich jedes Mal sofort alle Chips verboten, was spätestens am vierten Tag der Abstinenz damit endete, dass sie schon frühmorgens oder auch mitten in der Nacht in die Speisekammer ging und dann bis zu drei Tüten auf einmal verschlang. Auch der Trick, keine Knabbereien mehr einzukaufen, fruchtete nicht, weil es ganz in der Nähe ihrer Wohnung eine Tankstelle gab, die rund um die Uhr geöffnet hatte und im Fall der Fälle aufgesucht werden konnte.

Ein derartiges Verhalten ist gar nicht selten, weil diverse Lebensmittel mit hohem Fett- und Zuckergehalt ein enormes Suchtpotenzial bergen.

Damit Bettina zunächst wieder das Gefühl entwickelte, dass sie die Chips kontrollieren konnte anstatt umgekehrt, empfahl ich ihr folgendes Vorgehen: Sie sollte sich am Abend die gewohnte Tüte nehmen und sie, wenn sie wollte, nahezu vollständig leeren. Mindestens eine Kartoffelscheibe sollte sie jedoch drinlassen und umgehend mit der Verpackung entsorgen. Dann sollte sie in einem Tempo, das sie sich selbst zutraute, die Menge, die im Müll landete, steigern. Also zum Beispiel jeden Tag ein Chip mehr, sodass sie am zweiten Tag zwei wegwerfen würde, am dritten drei und so weiter. Sie sollte aber stets auf ihr Gefühl hören und bei einer bestimmten Dosis verharren, wenn sie Zweifel hatte, sich schon weiter steigern zu können. Dadurch erreichten wir, dass Bettina vom ersten Tag an mit einem kleinen Triumph ihren Tag beenden konnte. Jetzt war wieder sie es, die das Sagen hatte und über Leben und Tod der fettigen Dinger entschied. Das beflügelte sie sehr, und schon nach zwei Wochen warf sie mehr als die halbe Packung weg. Jetzt trat ein weiterer Helfer bei dem Projekt auf den Plan, nämlich ihre Sparsamkeit. Etwas zu kaufen, von dem sie so viel entsorgte, tat ihr Leid, also ließ sie es. Parallel dazu unterstützte sie sich selbst mit Entgiftungsmaßnahmen, die ihr Verlangen nach Ungesundem zügelten. Obwohl sie bei unserem ersten Gespräch skeptisch gewesen war, weil sie befürchtete, es würde ewig dauern, wenn sie sich mit der Geschwindigkeit von einem Chip pro Tag der Lösung ihres Problems näherte, war sie dann doch bereits nach drei Wochen davon geheilt. Und zwar ganz ohne Entzugserscheinungen, während sie sich mit ihrer bisherigen Taktik jahrelang nur im Kreis gedreht hatte.

Das ist ein ganz normaler Effekt, wenn man zu viel auf einmal erreichen möchte. Unter Aufbietung äußerster Disziplin hält man es über einen gewissen Zeitraum durch. Manchmal ein paar Tage, mit viel Glück sogar ein paar Wochen lang. Doch dann wird man schwach und rutscht im Endeffekt ganz zurück in das alte Muster. Nach einem Monat steht man exakt am Ausgangspunkt und hat sich keinen Millimeter bewegt. Wenn ich meinen Klienten die Strategie der Babyschritte vorstelle, haben sie immer kurzzeitig das Gefühl, sie könnten sich damit nicht vom Fleck bewegen. Allerdings nur, bis sie die Startlinie überquert haben, denn dann merken sie sofort, dass sie etwas bekommen, das sie lange nicht mehr hatten und doch dringend brauchen: Durch die täglichen Erfolgserlebnisse holen sie sich die Macht zurück, den Lauf der Dinge zu beeinflussen. Außerdem hilft diese Herangehensweise dabei, die Angst vor Hindernissen und wirklich großen Herausforderungen zu bewältigen. Eine meiner Kundinnen wiederholte immer, wenn sie nicht weiterwusste, folgendes Mantra: »Babyschritte, Babyschritte. Ich mache einfach Babyschritte. Mit Babyschritten schaffe ich es.«

Die Rückmeldung, die ich am häufigsten bekomme, ist die: »Ganz klein anzufangen hat mein Leben verändert. Das werde ich nie wieder anders machen.«

Ein häufiges Muster: zu viel auf einmal wollen

Es gibt noch einen weiteren immens wichtigen Grund, weshalb es notwendig ist, sich eine kleine Handlung nach der anderen vorzunehmen. Ich habe schon erwähnt, dass es im Heilungsprozess vor allem darum geht, die automatisierten Muster des eigenen Verhaltens zu erkennen und sich nach und nach für andere Reaktionsmöglichkeiten entscheiden zu können.

Da es fast allen Menschen schwerfällt, eine goldene Mitte zu finden, und sie stattdessen gewohnheitsmäßig zwischen den Extremen schwanken, ist es auf dem Weg des Gesundwerdens nötig, dieses Schema aufzulösen. Dabei gehört es in jedem Fall zu einer nachhaltigen Heilung dazuzulernen, nicht mehr unkontrolliert zwischen der alten Gewohnheit und dem vermeintlich schon verinnerlichten neuen Verhalten hin- und herzuspringen, sondern sich schrittweise der Mitte anzunähern.

Apropos Kontrolle: Dies ist ein weiteres, weitverbreitetes Verhaltensmuster, das mir in meiner Arbeit begegnet. Meistens sind es Frauen, die hoch motiviert und bestens vorbereitet mit einem Projekt beginnen wollen, zum Beispiel mit einem Entgiftungsprogramm. Schon vor ihrem ersten Termin bei mir haben sie all meine Bücher gelesen und alles an zusätzlichen Informationen im Internet gesammelt, was sie finden konnten. Auch einen Zeitplan haben sie bereits erstellt, sie wissen sogar, wann der Mond wieder abnimmt, sodass sie mit ihrer ersten Leberreinigung starten können. Von mir wollen sie sich den letzten Schliff holen und sichergehen, dass sie nichts übersehen haben.

Sie können sich sicher vorstellen, wie es einer solchen Dame geht, wenn sie nach all den Bildern, die sie gesehen hat, genau weiß, was bei dieser Ausscheidung alles aus ihr herauskommen sollte, und dann lediglich zwei klitzekleine grüne Steinchen herauskullern, die man auch nur mit viel Fantasie in der Kloschüssel ausmachen kann, während bei denjenigen, die kein Problem mit Kontrolle und Hingabe haben und stattdessen dem Prozess vertrauen, in der Regel schon bei der ersten Durchführung Dutzende, manchmal sogar Hunderte Steine losgelassen werden. Sie können sich also sicher auch vorstellen, dass diese Dame mit recht hoher Wahrscheinlichkeit eine tiefe Enttäuschung erlebt. Dabei ist die Reinigung hier nur ein Stellvertreter für viele andere Situationen in ihrem Leben, die schmerzhaft anders verlaufen, als sie es sich vorgestellt hat. Inzwischen erkenne ich diese KandidatInnen oft auf den ersten Blick. Ihr System zeigt klar und deutlich, dass es für ihre Gesundheit wichtiger ist zu lernen, damit zurechtzukommen, wenn sie etwas nicht bis ins Detail planen können, als wer weiß was auszuscheiden. Das Entgiften des Körpers ist eben nur eine unterstützende Maßnahme, der wahre Knackpunkt liegt woanders, wie der nächste Abschnitt zeigt.

Das Bewusstsein eines Gesunden entwickeln

Natürlich wird ein kontrollliebender Mensch immer genauer vorgehen als andere, und das darf er auch, weil er sich damit einfach wohlfühlt. Aber solange er gar nicht anders kann, als sich überall einzumischen, besteht für ihn die Aufgabe darin, Hingabe und bloßes Zurücklehnen zu üben, bis er wirklich in der Lage ist, je nach Situation frei zwischen diesen beiden Alternativen zu wählen. Der Heilungsprozess in diesem Bereich ist dann erfolgreich abgeschlossen, wenn als Reaktion auf bestimmte Reize nicht mehr automatisch eine Handlungskette ausgelöst wird, in die man nicht eingreifen kann, sondern ein kurzes Innehalten mit einer bewussten Entscheidung stattfindet, welche Erwiderung hier angebracht ist.

Wer ein Kontrollthema hat, für den ist die Entschlackung des Körpers ein fantastischer Gradmesser, denn vor allem die Leberreinigung ist bei den oben beschriebenen Typen dann besonders ergiebig, wenn sie nicht ihrem ersten Impuls, »Wusste ich's doch, das hilft bei mir sowieso alles nichts« folgen, sondern ihre Erwartungen zurückschrauben und einfach weitermachen.

So gehen Sie konkret bei Ihren Mustern vor

Sie fragen sich jetzt vielleicht, was Sie tun können, wenn Sie gar nicht wissen, welches Muster es bei Ihnen zu durchbrechen gilt. Machen Sie sich diesbezüglich bitte keinen Druck. Beginnen Sie einfach mit einer bewussten Beobachtung Ihrer Verhaltensweisen im Alltag, und zwar, wie erwähnt, ganz ohne Selbstkritik. Interessant sind vor allem die Reaktionen, die nahezu reflexartig ablaufen und bei denen Sie im Nachhinein des Öfteren bereuen, was Sie gesagt oder getan haben, sowie generell alle Situationen, in denen Sie emotional werden.

Wenn Sie etwas gefunden haben, konzentrieren Sie Ihre Beobachtungen für einen gewissen Zeitraum auf einen einzigen Automatismus, und erstellen Sie eine Liste, bei welchen Gelegenheiten er abläuft.

Nehmen wir an, Sie stellen fest, dass Sie häufig an sich zweifeln, dann halten Sie alle diesbezüglichen Situationen fest. Nach zwei Wochen steht also zum Beispiel auf Ihrem Zettel: wenn ich für Gäste koche; wenn jemand schlechter Laune ist; wenn ich etwas tun soll, das ich vorher noch nie getan habe; wenn ein Kunde eine kritische Frage stellt, und so weiter. Danach nehmen Sie die weiter oben beschriebene Wertung vor und entscheiden sich für eine ganz konkrete Situation, die Sie mit höchstens vier von zehn Punkten bewertet haben, in der Sie sich für einen bestimmten Zeitraum ganz bewusst anders verhalten wollen als bisher. Entscheiden Sie sich im Voraus sowohl für die Übungszeit, zum Beispiel eine Woche, als auch für die genaue Art, wie Sie agieren wollen. Vielleicht halten Sie also fest: In der nächsten Woche gehe ich auf Freunde, Verwandte und Arbeitskollegen, die in schlechter Stimmung zu sein scheinen, offen zu und sage: »Hast du schlechte Laune? Kann ich dir irgendwie helfen?« In dieser Woche sollten Sie entweder den Zettel, auf dem Sie sich das aufgeschrieben haben, stets dabeihaben oder zumindest dafür sorgen, dass Sie ihn mehrmals täglich sehen. Am Abend eines jeden Tages, an dem Sie die Übung ein- oder mehrmals gemacht haben, setzen Sie ein kleines Häkchen auf den Zettel und vergegenwärtigen Sie sich kurz vor dem Einschlafen, dass Sie heute Ihr Soll erfüllt haben.

Es ist dabei überhaupt nicht wichtig, dass Sie sich im Vorfeld für eine »richtige« Verhaltensweise entschieden haben. Ab jetzt gibt es kein generelles Richtig und Falsch mehr, sondern es gilt nur, nach und nach möglichst viele verschiedene Handlungsabläufe kennenzulernen und ein paar davon herauszufiltern, mit denen Sie sich am wohlsten fühlen. Das gelingt Ihnen, indem Sie ganz einfach damit beginnen, sich ein bisschen anders zu verhalten als sonst. Denken Sie an Patrizia; wenn Sie bei einem Satz, den Sie oft sagen, zu Anfang nur ein paar klitzekleine Wörter verändern, ist das vollkommen in Ordnung. Die Veränderung darf klitzeklein sein, dafür ziehen Sie sie aber konsequent durch. Vielleicht entscheiden Sie sich auch dazu, zunächst einmal gar nichts anders zu machen, sondern nur an Ihren Gedanken zu arbeiten. Wenn Sie bisher bei jedem grimmigen Gesicht in Ihrem Umfeld gedacht haben: »Hoffentlich hat er sich nicht über mich geärgert«, könnten Sie sich zum Beispiel vornehmen, es in den nächsten Wochen stattdessen mit »jeder kann mal schlecht gelaunt sein, wer weiß, was er heute schon erlebt hat« zu probieren. Oder eben mit irgendetwas anderem, das Ihnen besser gefällt.

Am Ende des festgelegten Zeitraumes überlegen Sie sich, ob Sie an dieser Übung noch ein wenig dranbleiben sollten oder ob Sie sich an die nächste heranwagen. Bleiben Sie dabei, wenn es Ihnen schwerfällt, nicht die alten Gewohnheiten abzuspulen, oder wenn Sie womöglich sogar Schwierigkeiten haben, sich daran zu erinnern, was Sie eigentlich denken, sagen oder tun wollten. Die unbewussten Mechanismen unseres

Gehirns, Veränderungen zu untergraben, können beeindruckend sein. Wahrscheinlich wissen Sie, wovon ich spreche.

Erstellen Sie einen Trainingsplan

Es ist absolut wichtig, dass Sie sich selbst mit einem ganz konkreten Trainingsplan festnageln und dass ohne jeden Zweifel klar ist, wann Sie was tun wollen. Ihre Arbeit an sich selbst soll absolut überschaubar, stressfrei und von regelmäßigen Erfolgen gekrönt sein. Wenn Sie mit dem vagen Vorhaben ins Feld ziehen, ab heute weniger zu kontrollieren oder weniger reizbar zu sein, werden Sie scheitern. Je öfter Sie scheitern, umso weniger motiviert werden Sie sein, neue Dinge auszuprobieren und sich weiterzuentwickeln. Außerdem schaden Sie damit nachhaltig Ihrem Selbstwertgefühl.

Sorgen Sie also dafür, dass Sie das, was Sie sich vorgenommen haben, in jedem Fall schaffen, indem Sie jedes Ziel so lange auf kleine Schritte herunterbrechen, bis Sie sicher sind, dass Sie sie bewältigen können. Seien Sie dabei absolut ehrlich mit sich, und wählen Sie die Dosis Ihrer Übungseinheiten so, dass Sie sie dauerhaft beibehalten können. Da Sie auf der Suche nach optimalen Handlungsabläufen sind, wollen Sie ja davon ausgehen, dass Sie das eine oder andere von dem, was Sie jetzt ausprobieren, später auch wirklich in Ihren Alltag integrieren.

Wenn Sie sich auf eine Aufgabe festgelegt haben, die zwar eigentlich leicht zu schaffen ist, Ihnen aber doch einmal etwas Unvorhergesehenes dazwischenkommt, hätten Sie bisher vielleicht einen Tag ausgesetzt. Doch auf diese Weise verzichten Sie auf ein wichtiges Erfolgserlebnis, weswegen ich Ihnen rate, es nicht zu tun. Unterteilen Sie stattdessen die Lektion noch einmal in kleinere Portionen, selbst wenn es nahezu winzige Häppchen sind.

Nehmen wir an, auf Ihrem Plan steht in dieser Woche, täglich eine kleine Runde zu joggen, und Sie kommen durch einen Zwischenfall erst um 23 Uhr nach Hause. Laufen werden Sie jetzt wohl nicht mehr, aber gehen Sie stattdessen ganz bewusst einmal um Ihr Haus herum, oder machen Sie zwanzig Kniebeugen, während Sie Ihre Zähne putzen. Und falls Sie sich das Bein gebrochen haben, machen Sie irgendeine Armübung im Bett. Wenn Sie sich vorgenommen haben, nur noch selbst zu kochen, anstatt Fertiggerichte zu essen, und Sie einmal wirklich in Zeitnot sind, machen Sie sich zumindest einen kleinen Salat zur Pizza.

Sie signalisieren sich selbst damit immer wieder, dass Ihnen Ihr Vorhaben wirklich wichtig ist, und Ihrem inneren Schweinehund, dass Sie dranbleiben, egal, was er sich einfallen lässt. Irgendwann wird er dann den Spaß an seiner Lieblingsbeschäftigung verlieren, Ihnen weiter Steine in den Weg zu legen, und Sie werden es mit sehr viel weniger Hindernissen zu tun haben.

Sie können bereits alles, was Sie können wollen

Noch ein letzter Tipp: Wenn meine Kunden entdecken, dass sie sich in bestimmten Situationen immer unbewusst auf die gleiche Art und Weise verhalten, scheint es ihnen oft, als müssten sie künftig eine andere Reaktionsweise vollkommen neu lernen. Und sie glauben, dass ihnen das sehr schwerfallen wird, weil es ihnen ja scheinbar nicht liegt. Konkret: Wer zwanghaft kontrolliert, denkt wahrscheinlich, dass er nicht vertrauen kann. Wer andere ständig kritisiert, ist der Meinung, Wertschätzung würde ihm schwerfallen, und wer ängstlich ist, geht davon aus, es fehle ihm generell an Mut. Das ist jedoch nicht richtig.

Bei genauem Hinsehen findet man immer mindestens einen Bereich, in dem der Betreffende das vermeintlich Schwierige ganz ausgezeichnet kann. Ich habe Panikklienten, die eine Firma aufgebaut haben, wozu man durchaus eine Menge Mut braucht; Kinder mit angeblichen Konzentrationsstörungen, die sich zu Hause stundenlang mit Modellbau beschäftigen; Frauen, die glauben, sie hätten kein Durchhaltevermögen, und doch mehrere Kinder aufgezogen haben. Manche behaupten sogar von sich, sie könnten ihr Herz nicht öffnen und wahre Liebe empfinden, und dann sehe ich, wie sie mit ihrem Hund umgehen. Sogar die aufopferungsvolle Hanni hatte eine Schwägerin, die sie grundsätzlich eiskalt abblitzen ließ, wenn sie sie um einen kleinen Gefallen bat, und die kontrollversessene Patrizia und ich haben gemeinsam herausgefunden, dass sie sich bei ihrer Friseurin und ihrem Masseur fantastisch hingeben konnte, ohne auch nur ansatzweise das Gefühl zu haben, aufpassen zu müssen, dass ihnen kein Fehler passierte. Auch meine Ratschläge nahm sie ohne Diskussion an und setzte sie um.

Deshalb lade ich meine Kunden gerne dazu ein, neben der Liste mit den Situationen, in denen sie sich künftig anders verhalten wollen, auch einen zweiten Zettel zu führen, auf dem sie die Gegebenheiten festhalten, die beweisen, dass sie das, was geübt werden soll, bereits hervorragend können. Das motiviert ungemein, weil einem klar wird, dass man gar nichts Neues lernen muss, sondern dass man eine vorhandene Kompetenz nur von einem Lebensbereich in einen anderen zu übertragen braucht. Außerdem erleichtert es den ganzen Prozess enorm, wenn man sich von beiden Listen einmal zwei Beispielsituationen herauspickt und sich bewusst vor Augen führt, woran es eigentlich liegt, dass man sich in einem Fall ganz anders verhält als im anderen. Wenn man dann das nächste Mal mit der entsprechenden Herausforderung konfrontiert ist, hilft es, sich vorzustellen, man wäre in einer der Situationen, in denen man sein Wunschverhalten super umsetzen kann. Hierzu ein kleines Beispiel aus meinem eigenen Leben: Wenn jemand – vorzugsweise mein Mann oder jemand, der für mich einen Arbeitsauftrag ausführt – einen Fehler macht, der mich so ärgert, dass ich zu explodieren drohe, hole ich mir kurz das Gefühl her, das ich habe, wenn mein Hund auf die Couch kotzt. Eine Situation, die man sich auch nicht wünscht, mit der ich aber gelassen und liebevoll umgehen kann.

Ich möchte Ihnen damit klarmachen, dass Sie zu allem in der Lage sind. Mag sein, dass Sie noch nicht in jeder Situation alles können, aber das müssen Sie nur ein wenig üben. Und immer klein anfangen, Sie wissen schon ...

Erzählen Sie keine Geschichten, handeln Sie!

Wenn ich Sie bitte, keine Geschichten zu erzählen, meine ich damit zweierlei. Auf den zweiten Punkt kommen wir später zurück, doch in erster Linie rate ich Ihnen davon ab, allzu viel über Ihre geplanten Veränderungen zu sprechen. Sie verbrauchen dabei eine Menge Zeit und Energie, die Sie lieber in die Umsetzung stecken sollten. Der bekannte Coach Boris Grundl hat in einem seiner Vorträge einmal sinngemäß gesagt, dass ihn Menschen, die viel über ihre Projekte erzählen, an Formel-1-Wagen erinnern, die im Stand durchdrehen und nicht losfahren können. Damals fühlte ich mich ziemlich ertappt, denn ich erkannte, dass auch ich diese Rederei praktizierte: eine recht ausgeklügelte unbewusste Strategie, um mich davon abzuhalten, praktisch aktiv zu werden. Lange Zeit habe ich erst einmal meine Mutter und meine besten Freundinnen angerufen, wenn ich einen guten Einfall hatte. Auch nach einem spannenden Coaching, das mir einen echten Geistesblitz beschert hat, bin ich nicht etwa nach Hause gegangen und habe mir überlegt, wie ich die neue Erkenntnis für mein Leben tatsächlich nutzen könnte, nein, ich habe zum Telefonhörer gegriffen. Etwa zwei Stunden später war ich dann vom vielen Reden ein wenig erschöpft, und der erste Begeisterungsschwung war verflogen. Also freute ich mich noch ein wenig und verschob eventuelle Aktivitäten erst einmal auf den nächsten Tag. Oder, was auch nicht selten passierte, die Begeisterung war komplett verflogen, weil mir jemand gründlich den Wind aus den Segeln genommen hatte. Vorzugsweise meine Mutter, die es perfekt beherrscht, mich durch den Tonfall eines einzigen »Mhmmm« auf den Boden der Tatsachen zurückzuholen. Es hat eine

Weile gedauert, bis ich ihre Botschaft – beziehungsweise die des Lebens, die durch sie überbracht wurde – richtig deuten konnte. Lange Zeit war ich stattdessen beleidigt und machte sie nicht selten sogar dafür verantwortlich, dass ich meine geniale Idee nicht umsetzte. Heute kann ich viel besser verstehen, dass sie mich einfach kennt und weiß, dass die Wahrscheinlichkeit des totalen Scheiterns eines meiner Projekte direkt proportional zu meiner Anfangseuphorie und meinem Redeschwall ist.

Nur wer sich unsicher ist, braucht den Segen anderer

Es ist tatsächlich ein Zeichen unbewusster Unsicherheit, sich erst einmal den Segen des gesamten Umfelds einzuholen, bevor man erste praktische Schritte unternimmt. Dabei schwingt das Pendel, das zuvor sehr weit auf der positiven Seite war, anschließend oft deutlich in die andere Richtung. Und die Polarität greift meist gleich in zweifacher Hinsicht: Längerfristig wird auf diese Weise in der Regel auch aus besonders fantastischen Plänen nichts, und kurzfristig findet sich meist umso schneller jemand, der einen mit ernüchternden Gegenargumenten ausbremst, je mehr man davon schwärmt. Womit auch immer Sie hausieren gehen, rechnen Sie mit einem ordentlichen Dämpfer vonseiten Ihrer lieben Mitmenschen. Behalten Sie also besser Ihre gute Idee zunächst für sich, oder weihen Sie nur eine oder zwei besondere Vertrauenspersonen ein. Alle anderen können noch früh genug davon erfahren, nämlich wenn Sie sie umgesetzt haben.

Wenn mir ein Freund oder Klient voller Euphorie von einem Vorhaben berichtet, bekommt er von mir in etwa diese Antwort: »Das ist eine absolut geniale Sache. Welche praktischen Schritte hast du schon unternommen, und was konkret planst du als Nächstes?«

Ich möchte Ihnen empfehlen, ein derartiges Gespräch zunächst einmal mit sich selbst zu führen, bevor Sie andere involvieren. Egal, ob Sie bei einem Therapeuten waren oder auf anderem Wege eine Erkenntnis über sich selbst gewonnen haben, etwas gelesen beziehungsweise gehört haben, das Ihnen bemerkenswert erscheint, oder Sie ein Geistesblitz ereilt hat, machen Sie zwei Dinge: Halten Sie erstens Ihren Einfall schriftlich fest – und zwar am besten nicht auf einem Schmierzettel, sondern in einem eigenen, dafür bestimmten Buch oder Heft, in dem Sie regelmäßig blättern sollten – und zweitens: Überlegen Sie sich, was dieses Wissen ganz konkret für Ihr Leben bedeutet. Wie können Sie es praktisch nutzen? Wie können Sie es in Ihren Alltag integrieren? Welche Schritte können Sie diesbezüglich unmittelbar setzen? Und wie planen Sie weiter vorzugehen? Auch diese Fragen sollten Sie schriftlich ausarbeiten und eine Art Trainingsplan mit konkreten überschaubaren Maßnahmen erstellen, so wie Sie es im vorangegangenen Kapitel gelesen haben.

Warum Sie niemals »das weiß ich schon« sagen sollten

Neben dem überschwänglichen Reden gibt es noch eine andere Technik, mit der wir uns oft ganz einfach und wirkungsvoll von der praktischen Umsetzung wertvollen theoretischen Wissens abhalten. Sie besteht in einem einzigen Satz, der eine absolut magische Wirkung hat und lautet: »Das weiß ich schon.«

Verzichten Sie also tunlichst auf ihn! Wenn ich von einem Klienten auf meine Ratschläge diese Erwiderung bekomme, heißt das für mich so viel wie: »Das will ich gar nicht hören. Das interessiert mich nicht.«

Haben Sie schon einmal einem Kind etwas erklärt und zur Antwort bekommen: »Das weiß ich schon«? Wenn ja, hatten Sie das Gefühl, dass Ihre Botschaft angekommen ist?

Mit diesem Satz gibt man zu verstehen, dass keine Bereitschaft vorhanden ist, sich mit dem Inhalt dessen, was man gerade gehört hat, auseinanderzusetzen. Stellen Sie sich vor, Sie haben ein Buch gelesen oder ein Seminar besucht. Anschließend werden Sie von einer Freundin gefragt, wie es Ihnen gefallen hat, und Sie antworten: »Was darin vorkam, habe ich alles schon gewusst.« Dann weiß Ihre Gesprächspartnerin sofort, dass es wertlos für Sie war.

Sie glauben gar nicht, wie viele Menschen mir schon in meiner Praxis begegnet sind, die von Therapeut zu Therapeut laufen, weil sie ihre Beschwerden nicht loswerden, und dabei immer auf der Suche nach der einen Information sind, die ihnen noch fehlt, um das große Rätsel lösen zu können. Und jedes Mal, wenn sie wieder nur das hören, was sie schon wissen, sind sie enttäuscht. In vielen Jahren haben sie in zahllosen Therapieversuchen, Büchern und Seminaren Unmengen über sich selbst erfahren. Manchmal wissen sie sogar, was in ihren Vorleben geschehen ist, aber das alles hat ihnen nicht geholfen, gesund zu werden. Es ist mir schleierhaft, wie sie tatsächlich glauben können, dass alles anders sein wird, wenn sie dieses letzte bisschen auch noch herausfinden. Stattdessen erscheint es mir ziemlich logisch, dass jede weitere Information genauso viel bringt wie alle anderen zuvor. Nämlich so gut wie nichts.

Wenden Sie an, was Sie wissen, bevor Sie neues Wissen sammeln

Um gesund und glücklich zu sein, brauchen Sie nicht viel Wissen, aber Sie müssen es anwenden können. Sie haben jetzt fast die Hälfte dieses Buches gelesen, und wenn Sie nur einen einzigen meiner bisherigen Tipps konsequent beherzigen, kann das ausreichen, um ein geniales Leben zu führen. Es ist selbstverständlich nicht nötig, *alle* Tipps umzusetzen.

Wenn Sie sich im Moment nicht bester Gesundheit erfreuen und in Sachen Glück bei Ihnen noch Luft nach oben ist, dann höchstwahrscheinlich nicht deswegen, weil Sie zu wenig wissen. Das Gleiche gilt übrigens auch, wenn Sie im Beruf nicht den gewünschten Erfolg haben. Hören Sie auf, sich vorzumachen, es fehle Ihnen an irgendeiner Ausbildung. Es fehlt Ihnen an Mumm, aktiv zu werden, das ist alles. Sie halten sich zurück und verschanzen sich hinter Ausreden. Entschuldigen Sie bitte, dass ich das so direkt sage, aber eigentlich ist es ja eine gute Nachricht, die ich Ihnen da überbringe. Sie haben bereits alles, was Sie brauchen, um das zu erreichen, was Sie sich wünschen, Sie müssen nur endlich loslegen. Egal, um welchen Lebensbereich es sich handelt, in dem Sie sich eine Verbesserung wünschen. Fragen Sie sich nicht, wie Sie an Wissen kommen können, das Ihnen noch fehlt, sondern fragen Sie sich, wo Sie die bereits vorhandenen Kenntnisse unzureichend anwenden.

Wenn Sie sich die Mühe machen und das Geld in die Hand nehmen, um einen Therapeuten oder Coach aufzusuchen, tun Sie sich selbst den Gefallen und hören Sie ihm genau zu. Und wenn er Ihnen etwas sagt, das Sie schon einmal gehört haben, sagen Sie ihm nicht, dass Sie es schon wissen, sondern nutzen Sie die Chance, einen Fachmann vor sich zu haben, und bitten Sie ihn um konkrete Tipps, wie Sie das in Ihrem Alltag umsetzen können. Lassen Sie nicht locker, bis er Ihnen nicht mindestens eine Handvoll Übungsbeispiele gibt. Es versteht sich von selbst, dass Sie die dann auch durchführen sollten. Nachdem Sie dieses Buch gelesen haben, gibt es für Sie sowieso keine Entschuldigung mehr, genauso weiterzumachen wie bisher. Legen Sie es nicht einfach zur Seite, wenn Sie damit durch sind, und kaufen Sie sich nicht das nächste. Benutzen Sie es als Arbeitsbuch. Schlagen Sie es immer wieder auf, um etwas nachzulesen, und integrieren Sie nach und nach in Ihr Leben, was Ihnen auch nur ansatzweise vernünftig erscheint. Es gibt ja wohl einen Grund, warum Sie das Buch überhaupt gekauft haben, nämlich den, dass Sie nach irgendetwas suchen. Das werden Sie auch finden, wenn Sie beginnen, sich konsequent aktiv auszuprobieren. Sie können nichts falsch machen; wagen Sie es einfach, das eine oder andere anders zu machen als bisher, und finden Sie heraus, was passiert.

Es ist schlicht nicht möglich, beim bloßen Lesen zu ermessen, ob einer meiner Tipps gut ist und auch für Sie funktioniert. Das kann nur der Praxistest zeigen; und er wird Ihnen unabhängig vom Ergebnis etwas bescheren, wovon Sie in jedem Fall dauerhaft profitieren: eine Erfahrung.

Nur wenn Sie handeln, können Sie etwas verändern

Keine echte Veränderung wird sich jemals in Ihrem Leben einstellen, nur weil Sie etwas wissen. Stellen Sie sich vor, Sie lesen in einem Buch, dass es all Ihre Beziehungen stärken wird, wenn Sie Ihre Mitmenschen respekt- und liebevoll behandeln, sich auf ihre Stärken konzentrieren und ihnen regelmäßig sagen, was Sie an ihnen schätzen. Was wird sich nach dem Lesen für Sie ändern? Nicht das Geringste. Aber ich garantiere Ihnen, schon am ersten Tag, nachdem Sie begonnen haben, sich tatsächlich dementsprechend zu verhalten, werden Sie sich völlig anders fühlen. Die Veränderung geschieht dadurch, dass Sie erleben, wie es sich anfühlt, das zu tun, und wie die anderen Menschen auf Sie reagieren.

Picken Sie sich aus all dem, was Sie von mir oder irgendjemand anderem jemals gehört haben und das Ihnen sinnvoll erschien, zumindest ein kleines Element heraus, und wenden Sie es heute noch an. Machen Sie es sich zur Gewohnheit, von heute an jeden Tag irgendetwas anders zu machen als bisher und bewusst zu spüren, wie es sich anfühlt. Danach können Sie entscheiden, ob Sie es wieder tun werden. Lassen Sie keine Zeit mehr verstreichen und erklären Sie sich nicht. Suchen Sie nicht nach weiteren Argumenten, warum Sie irgendetwas tun oder nicht tun werden, sondern machen Sie es einfach. Sie wissen, eine winzige Kleinigkeit kann bereits ausreichen, um Ihr Leben für immer zu verändern. Außerdem können Sie jederzeit umdrehen. Die Tür zu Ihren alten Gewohnheiten steht Ihnen immer offen. Sollte Ihnen Ihr neues, glücklicheres, aufregenderes und gesünderes Leben nicht gefallen, können Sie immer zurück in die alten Denk- und Verhaltensmuster. Die werden Ihnen in der Zwischenzeit nicht verloren gehen, das versichere ich Ihnen. Sie haben absolut nichts zu verlieren.

Ich bin mir sicher, es ist deshalb zu meinem Spezialgebiet geworden, Dinge ganz pragmatisch anzugehen, komplizierte Dinge auf einfache Art zu erklären und meine Kunden aus ihren Blockaden in die freudvolle praktische Umsetzung ihrer Wünsche zu bringen, weil das für mich selbst lange Zeit so schwierig war. Jeder, der chronische Beschwerden hat, ist in irgendeinem Bereich seines Lebens blockiert, manchmal auch in mehreren. Nicht umsonst war ich schwer krank und hatte mich beinahe hoffnungslos festgefahren. Das hing unter anderem damit zusammen, dass ich es liebte, mich in irgendwelche Gedankenkonstrukte zu versteigen. Auf die banale materielle Welt legte ich vermeintlich keinen Wert; schon mein Körper war mir irgendwie lästig, weswegen er mich auch zunächst ausbremste und später zwang, aus meinen geistigen Sphären herabzusteigen und mich zu spüren. Ich redete mir ein, so, wie es eben Handwerker und Wissenschaftler gibt, sei das Praktische einfach nichts für mich. Was für eine Illusion. Man darf natürlich seine Vorlieben behalten, aber bis zu einem gewissen Grad müssen erst einmal beide Prinzipien integriert werden, sonst knallt es. Man muss eine gewisse Zeit lang beides üben, bevor man sich tatsächlich frei entscheiden darf.

Der einzige Weg vom Geist in die Wirklichkeit

Ich habe mich lange und intensiv mit der Frage beschäftigt, wie man es sich zur Gewohnheit machen kann, Einfälle und gute Vorsätze tatsächlich zu verwirklichen. Bleiben sie ein Produkt des Geistes, lösen sie sich meist wieder in Luft auf.

Warum ist es so schwer, bestimmte Dinge umzusetzen? Wenn ich meine Kunden frage, sagen sie mir in der Regel: »Weil mein Gefühl einfach nicht dazu passt.« Klar, wie könnte ich zu meinem Partner wertschätzender sein, wenn ich eigentlich zornig auf ihn bin? Wie kann ich etwas tun, zu dem es mich zwar einerseits hinzieht, das mir aber andererseits panische Angst einjagt? Und wie kann ich mir ein wundervolles Zielbild vorstellen, wie ich gesund und kraftvoll einen Berg erklimme, wenn ich doch hier im Bett liege und mich absolut elend fühle?

»Da lüge ich mir doch nur in die eigene Tasche«, sagen viele. Das stimmt sogar bis zu einem gewissen Grad , aber man muss eines wissen: Das passende Gefühl entsteht meist erst durch die praktische Ausführung und nur in den seltensten Fällen schon vorher.

Jeder Weg zur Veränderung führt über das Tun

Am Anfang fast jedes Projektes steht eine Überwindung. Überschlagen Sie doch einmal auf die Schnelle, zu wie vielen Dingen, die Ihnen guttun, Sie sich überwinden müssen. Das beginnt doch morgens schon mit dem Aufstehen; da sträubt sich manchmal alles in einem, obwohl man natürlich nicht den ganzen Tag im Bett verbringen möchte. Ich überwinde mich zu den Spaziergängen mit meinem Hund; dazu, an diesem Buch zu schreiben, obwohl es wirklich absolut nichts gibt, was mir mehr Freude bereiten könnte; ich überwinde mich oft, etwas zu essen, zu trinken und natürlich Sport zu betreiben; und manchmal überwinde ich mich sogar zum Sex. Nachher bin ich in jedem dieser Fälle heilfroh, dass ich es gemacht habe, und möchte es keinesfalls missen. Und doch glaube ich auch danach jedes Mal von Neuem, mir wäre nicht danach, bis es mir kurz nach den ersten Schritten erneut einen Riesenspaß macht.

Im Volksmund heißt es, der Appetit komme beim Essen, was nichts anderes bedeutet, als dass bestimmte Handlungen eine bestimmte Reaktion zur Folge haben. Dementsprechend haben Versuche gezeigt, dass sogar das Gefühl der Liebe gezielt erzeugt werden kann. Männer und Frauen, die sich noch nicht kannten, wurden per Zufall zu Pärchen zusammengefügt und in zwei Gruppen aufgeteilt. Der einen Gruppe wurde aufgetragen, sich während der nächsten Stunden besonders um den jeweils anderen zu kümmern: ihm aufmerksam zuzuhören, häufig seinen Blickkontakt zu suchen, ihm Komplimente zu machen, ihn immer wieder sanft zu berühren und ihm etwas Persönliches aus dem eigenen Leben zu erzählen. Die Pärchen aus der anderen Gruppe bekamen keine Verhaltensvorschriften, sondern verhielten sich so, wie sie wollten. Das Ergebnis war, dass sich alle Pärchen der ersten Gruppe verliebten. Wenn Sie also Lust dazu haben, nochmals Flitterwochen mit Ihrem Partner zu erleben, warten Sie bitte nicht, bis das Verliebtheitsgefühl Sie aus heiterem Himmel befällt, sondern handeln Sie so, als wären Sie verliebt, dann werden Sie nicht lange auf das Ergebnis warten müssen. Ich verspreche Ihnen, genauso verhält es sich in allen Lebensbereichen. Wenn Sie gesund sein wollen, sollten Sie denken und handeln wie ein Gesunder. Erst dann werden Sie sich gesund fühlen. Umgekehrt kann es nicht funktionieren.

Gefühle lassen sich gezielt erzeugen

Ist es nicht genial, dass Sie durch einfache Handlungen jedes Gefühl, das Sie empfinden wollen, gezielt hervorrufen können? Ich muss sagen, mich begeistert das. Als ich merkte, wie man über das Entgiften des Körpers auch seelische Traumata loslassen kann, wurde mir zum ersten Mal klar, dass es möglich ist, über die Materie – beziehungsweise über praktisches Handeln – Geist und Seele zu beeinflussen. Ich vermute, dass der »Erfinder« es so geplant hat, dass wir über unseren Körper die geistig-seelische Entwicklung immens beschleunigen können, und dass das überhaupt erst der Grund ist, warum unsere Seele sich immer wieder in einen neuen Leib zwängt. Natürlich ist das nur meine ganz persönliche Spekulation, aber dass Sie in der Lage sind, über Ihre Handlungen jederzeit bestimmte Gefühle zu erzeugen, können Sie jederzeit selbst verifizieren. Wie Sie vermutlich schon wissen, erzeugt bereits das Denken Emotionen, doch die Koppelung mit körperlichen Bewegungen bringt einen enormen Verstärkungseffekt. Und auch wenn es sich hinterher noch so toll anfühlt, muss man sich am Anfang einen gewaltigen Ruck geben. Um diese erste Überwindung kann sich niemand drücken, und es wäre ein

Riesenfehler, so lange regungslos zu verharren, bis man ganz spontan den immensen Drang verspürt loszulegen. Manch einer hat bis zu seinem Tod vergeblich darauf gewartet. Das Leben hat es anscheinend so eingerichtet, dass man stets zwischen einem schweren und einem leichten Weg wählen kann, wobei es zugegebenermaßen etwas verwirrend ist, dass der tatsächlich leichte zu Beginn schwer aussieht und der schwere zunächst leicht. Beim letztlich leichten Weg ist nämlich eine Anfangsinvestition nötig; man muss also erst etwas einbringen, bevor man genießen kann. Wer sich an einem Ofen wärmen will, muss zuerst Holz hacken. Möchte er diese Energie nicht aufwenden, spielt es keine Rolle, wie gut seine Argumente sind. Auch wenn er an diesem Tag schon viel geleistet hat oder aufgrund einer Krankheit viel zu schwach ist dazu, wird er frieren. Früher waren uns diese ganz normalen Zusammenhänge des Lebens viel geläufiger. Es war jedem klar, dass man Vorräte anlegen und Bäume fällen muss, um den Winter zu überleben. Vor dem Ernten musste man anbauen. Da hätte sich keiner hingestellt und gesagt: »Das ist mir zu schwer und ich fühle mich nicht danach.« Offen gestanden, bin ich der Meinung, dass wir unsere Befindlichkeiten bisweilen viel zu wichtig nehmen, und ich beziehe mich da selbst durchaus mit ein.

In manchen Bereichen empfinden wir es allerdings auch heute noch als logisch, dass wir erst einen Einsatz bringen müssen, bevor wir profitieren können. Kaum jemand würde erwarten, dass der Chef gleich aufsteht und seinen Sessel räumt, wenn er zu ihm ins Büro geht und sagt, selbst gerne Chef werden zu wollen. Wir wissen, dass wir erst auf dem Posten, den wir haben, gute Leistungen bringen müssen, bevor wir eine Chance haben, befördert zu werden. Und das lässt sich auf jede beliebige Situation übertragen. Wenn ich angestellt bin, mich aber viel lieber selbstständig machen möchte, entferne ich mich immer weiter von diesem Wunsch, wenn ich mich in meiner jetzigen Stellung hängen lasse. Viel besser wäre es, die Zeit zu nutzen, um an den Qualitäten zu feilen, die ich als Selbstständiger brauche. Dann wird der große Boss – oder ebendas Leben – sofort merken, dass da einer auf dem falschen Posten sitzt, und die Wege zu einer Stelle ebnen, die der Energie, die ich ausstrahle, besser entspricht. Mit Krankheit und Gesundheit ist es genauso. Stellen Sie sich vor, wie die Engel aus dem Himmel herabschauen und der eine zum anderen sagt: »Du, schau mal, da ist einer, der denkt und handelt wie ein Gesunder, und der hat einen Körper, der nicht richtig funktioniert. Da ist uns ein Irrtum unterlaufen, wir müssen wohl schnell ein paar Teile austauschen.« In Wahrheit sind wahrscheinlich nicht einmal Engel dafür nötig, weil der Körper ja quasi die Hardware ist, die sowieso die Software abspult, die wir mit unserem Geist programmieren, aber mir hat das Bild gefallen.

Jede Fertigkeit erlangen Sie vor allem durch Übung

Wenn ich meine Klienten frage, warum sie nicht aktiv werden, antworten viele, dass sie nicht wüssten, wie. Sie sagen, sie könnten es einfach nicht.

Auf dieses Argument trifft das Gleiche zu wie das, was ich oben zu Gefühlen geschrieben habe: Man lernt es nicht, wenn man nicht beginnt. Stellen Sie sich bitte vor, Sie wollen Skifahren lernen. Sie fahren mit der Seilbahn nach oben, schnallen sich die Ski an und bleiben vor dem Lifthäuschen stehen. Natürlich kommt bald jemand vorbei, der fragt, was mit Ihnen los sei, und Sie erklären ihm, dass Sie noch Anfänger seien und erst losführen, wenn Sie wedeln können.

Ziemlich komische Vorstellung, oder? Und nein, es kann Ihnen niemand versprechen, dass Sie nicht hinfallen werden, Sie könnten sich vielleicht sogar wehtun, aber dennoch wird jeder vernünftige Mensch einsehen, dass er nicht wedeln lernt, wenn er es nicht versucht.

Also noch einmal: Der normale Weg zum Können und zum richtigen Gefühl führt über den Entschluss, in welche Richtung es gehen soll, sowie die Wahl der ersten praktischen Schritte, aus denen sich dann quasi automatisch die folgenden ergeben. Wann immer Sie sich mit einer Angelegenheit zu beschäftigen beginnen, gehen ganz viele Türen, die noch fest verschlossen schienen, solange Sie ängstlich abgewartet haben, wie von alleine auf. Wenn ich mit Menschen arbeite, denen es auch dann schwerfällt, ihre Übungen zu absolvieren, wenn sie ganz leicht umsetzbare und konkrete Aufgaben von mir bekommen haben, lade ich sie ein, mir allabendlich einen Tagesbericht zu mailen. In all den Jahren ist es mir erst einmal passiert, dass auch das nicht gefruchtet hat und die Mails nach einigen Tagen einfach ausblieben. Obwohl die Kundin grundsätzlich sehr interessiert und offen wirkte, hatte sie nahezu keinen Leidensdruck. Sie wollte gern abnehmen, war aber insgesamt auch so recht glücklich mit ihrem Leben. Daher hatte sie einfach keine Motivation, sich ein wenig anzustrengen. Ich werde mich in diesem Zusammenhang hüten, mit dem Finger auf andere zu zeigen, weil ich nur zu gut weiß, dass ich selbst eine Menge Druck brauche, um in die Gänge zu kommen. Den meisten meiner Klienten verhalf jedenfalls bereits das Herunterbrechen der großen Herausforderung auf kleine, leicht verdauliche Häppchen zum Durchbruch, und die besonders renitenten konnte ich mit den täglichen Mails zum Starten bewegen. Ist der erste Schritt einmal geschafft, wird es sehr schnell sehr viel leichter.

Vielleicht hilft es auch Ihnen, sich einen Verbündeten zu suchen, dem Sie regelmäßig von Ihren Fortschritten berichten. Am meisten Spaß macht es natürlich, wenn man gemeinsam auf dem gleichen oder einem ähnlichen Weg unterwegs ist und sich gegenseitig unterstützt, anspornt und überprüft. Wenn Sie das nicht möchten, probieren Sie mal, eine Art Tagebuch zu führen, in dem Sie festhalten, welche Übungen Sie gemacht und was Sie damit erlebt haben. Das motiviert auch im Nachhinein, wenn man Schwarz auf Weiß hat, was man bereits geschafft hat.

Die meiste Energie wird beim Start benötigt

Ich erinnere mich an eine Kundin, die zwar nur leichte Symptome hatte, sich aber dennoch völlig hilflos fühlte und selbst sehr bemitleidete. Katharina beklagte sich bitterlich darüber, dass nichts in ihrem

Leben sie so richtig glücklich machen könne. Ihr Job, ihre Partnerschaft und ihre Freundschaften erschienen ihr lauwarm und langweilig, und sie verurteilte sich dafür, dass sie noch nicht mehr erreicht hatte. Sie buchte eine Halbjahresbetreuung, und in unserer zweiten Sitzung erklärte sie mir zunächst ausführlich, warum sie nichts von dem, was wir beim ersten Gespräch vereinbart hatten, hatte erledigen können. Es falle ihr einfach alles so schwer, schwerer als allen anderen, und überhaupt sei alles sinnlos, weil die kleinen Aufgaben ja sowieso nichts bringen würden, sie große aber nicht bewältigen könne. Das könne sie auch gar nicht ändern, weil sie in ihrer Kindheit nie genügend Anerkennung von ihrer Mutter bekommen habe. Anschließend erzählte sie, dass sie sich ständig wahnsinnig über ihre Schwägerin ärgere, obwohl die eigentlich gar nichts mache, aber sie sei einfach so tödlich langweilig, dass man sie auf Dauer nicht ertragen könne. Sie fragte mich, ob ich einen Tipp für sie hätte, wie sie mit ihr umgehen könne, und dann sagte sie noch: »Am liebsten würde ich ihr eine Chili in den Hintern schieben, damit sich einmal etwas bewegt bei ihr.« Immerhin sah ich bei dieser Gelegenheit zum ersten Mal die Andeutung eines Lächelns in ihrem Gesicht.

Als ich sie fragte, ob es womöglich irgendeinen Bereich in ihrem eigenen Leben gebe, wo sie selbst eine Chili im Hintern vertragen könnte, fiel der Groschen. Von da an war es wesentlich leichter für sie, sich anders zu verhalten als bisher, und sie hatte ein sehr hilfreiches Bild im Kopf, das ihr als anspornende Erinnerung diente und sie zum Schmunzeln brachte, wenn sie im Selbstmitleid zu versinken drohte.

Mich begeistern diese wunderbaren »Zufälle« des Lebens, und ich finde es immer wieder fantastisch, wie alles zusammenspielt und jeder Mensch in unserem Umfeld dazu da zu sein scheint, uns Botschaften zu übermitteln. Vor allem die vermeintlichen Bösewichte. Dass das Ganze auch noch für jeden von uns funktioniert, ist schier unfassbar.

Was haben Sie empfunden, als Sie eben Katharinas Geschichte gelesen haben? Geht es Ihnen auch so, dass Sie manchmal am liebsten die

Augen verdrehen oder Reißaus nehmen würden, wenn jemand sich ausgiebig selbst bemitleidet? Noch dazu, wenn er eigentlich allen Grund hätte, glücklich zu sein? Ich gebe zu, manchmal geht es auch mir noch so, wobei mir natürlich bewusst ist, dass das nur deswegen der Fall ist, weil es noch einen Opferanteil in mir gibt, der gesehen werden will. Allerdings ist es immer recht einfach bei jemand anderem zu erkennen, dass die Dramen inszeniert sind. Wenn es um einen selbst geht, können sie sich bisweilen sehr real anfühlen.

Jedes Drama entsteht in Ihrem Kopf

Ein Drama nimmt seinen Anfang durch eine ganz persönliche Interpretation einer bestimmten Situation. Manchmal liegt diese Situation sehr lange zurück, sodass deren Einschätzung dem Gehirn eines kleinen Kindes entspringt. Doch auch wenn wir als Erwachsene etwas interpretieren, liegen wir nicht unbedingt richtig, vor allem dann nicht, wenn wir emotional involviert sind. Ich behaupte sogar, dass die allermeisten Deutungen von Geschehnissen mit der Realität sehr wenig zu tun haben. Katharina zum Beispiel war Ende dreißig, das heißt, sie war seit mehr als dreieinhalb Jahrzehnten der festen Überzeugung, dass ihre Mutter sie nicht liebte, weil sie ihre gesamte Aufmerksamkeit ihrem Bruder Robert schenkte. Ich würde aber meine Hand dafür ins Feuer legen, dass das Mädchen genauso geliebt wurde und die Mutter wahrscheinlich etwas ganz anderes erzählen würde. Vielleicht würde sie sagen: »Auf Katharina konnte ich mich immer verlassen, um sie brauchte ich mich gar nicht viel zu kümmern. Robert war schwierig, ich konnte ihn nicht aus den Augen lassen.« Doch ein Kind, dessen Gefühle verletzt wurden, zieht nicht nur Rückschlüsse über die unmittelbar beteiligten Personen, sondern auch über sich selbst und das Leben allgemein. Katharina glaubte nicht nur, dass ihre Mutter sie zu wenig liebte, sie glaubte auch, dass sie selbst nicht liebenswert und dass das Leben generell feindlich sei. Manchmal kann eine einzige Kindheitserfahrung die Grundlage für Dutzende Geschichten bilden, die man sich den Rest des Lebens immer wieder erzählt. Demzufolge wird man auch immer wieder dazu passende Erfahrungen machen, weil man alles andere ausblendet. So entstehen Überzeugungen, und die wiederum führen dazu, dass die bereits erwähnte *Formatio reticularis*, der Filter in unserem Zwischenhirn, nichts mehr ins Bewusstsein lässt, was nicht zu dieser Erwartungshaltung passt.

Das ist der zweite Aspekt, den ich gemeint habe, als ich Sie zu Beginn des Kapitels gebeten habe, keine Geschichten zu erzählen. Zumindest keine, die Ihnen nicht guttun.

Ich erlebe tagtäglich, was Menschen sich antun, indem sie sich selbst immer wieder vorbeten, wie schwer sie es haben, wie schlecht es ihnen geht und wie ungerecht die Welt ist. Sie beeinflussen damit beständig sämtliche Vorgänge ihres Körpers, und sie trüben ihre Wahrnehmung so stark, dass ein Ausstieg aus dem Gedankenkarussell mit jedem Tag schwerer wird, weil täglich neue Erlebnisse hinzukommen, die das Drama festigen. Ich möchte keineswegs infrage stellen, dass Sie tatsächlich schlimme Dinge erlebt haben, doch dann sollten Sie erst recht darauf verzichten, Ihr durchlebtes Leid zu verstärken, und sich stattdessen darauf ausrichten, von jetzt an Ihren Blick für das Schöne zu weiten. Mein Tipp an Sie lautet, sich eine gewisse Zeit lang aufmerksam zu beobachten und Ihre häufigsten negativen Gedanken aufzuschreiben. Was ist die Nummer eins Ihrer ganz persönlichen Klagehitparade? Welches Lied – oder welche Leier – wird in Ihrem internen Radio am häufigsten gespielt? Es lohnt sich, die Top Ten oder gerne auch die Top Twenty der eigenen Klagelieder einmal bewusst zu machen. Was könnten Sie stattdessen denken? Was würde sich besser anfühlen? Denken Sie bitte stets daran, dass Sie sich Ihre Gedanken selbst aussuchen können, und machen Sie von dieser Möglichkeit regen Gebrauch.

Wählen Sie Ihre Gedanken bewusst

Jedes Mal, wenn Sie merken, dass Sie wieder anfangen, sich selbst etwas vorzujammern, können Sie einen sogenannten Musterunterbrecher setzen. Das ist eine außergewöhnliche Handlung, die verhindert, dass Ihr Verhalten nach dem immer gleichen Schema abläuft, die die Kaskade unterbricht und Sie sofort aus Ihrem Muster herausholt. Das kann so aussehen, dass Sie in die Hände klatschen, juchu schreien, sich einmal um die eigene Achse drehen oder fest in die Nase kneifen. Was Sie tun, spielt überhaupt keine Rolle, wichtig ist nur, dass es etwas ist, was Sie nicht ohnehin regelmäßig tun und was Sie auch nicht unbewusst zwischendurch einmal machen, wie zum Beispiel sich an die Stirn zu greifen. Die Übung hat den Sinn, einen klaren Unterbrechungsimpuls zu setzen, der Ihnen vor Augen führt, dass Sie sich in einer Situation befinden, in der Sie die Wahl haben, wieder in die Falle zu tappen und den üblichen Automatismus abzuspulen, der Sie in Ihrem Leid festhält, oder aber sich diesmal ganz bewusst anders zu entscheiden. Einen Gedanken zu wählen, den Sie sich vielleicht schon im Vorhinein zurechtgelegt haben und der wesentlich konstruktiver ist als Ihre gewohnte Reaktion. Eigentlich dient jeder meiner Tipps nur dem Zweck, dass Sie die Erfahrung machen, die Dinge lenken zu können, indem Sie bewusster wählen, was Ihnen guttut.

In unterschiedlichen Abstufungen findet sich bei jedem der eine oder andere Bereich, in dem er dazu neigt, sich selbst zu behindern. Ich ertappe mich zum Beispiel immer wieder bei der Wiederholung des Satzes: »Mein Tag ist einfach zu kurz.« Das ist jedoch gar nichts im Vergleich zu dem, was ich in der Zeit meiner Krankheit auf Lager hatte. Ich war die Königin unter den Jammernden und empfand sogar eine gewisse Freude daran, besonders ausdrucksstarke Worte dafür zu finden, wie schlecht es mir ging.

Sehr oft beschränkt sich eine solche Gewohnheit jedoch nicht auf einzelne Sätze, vielmehr werden ganze Geschichten gesponnen. Die absoluten Spezialisten in dieser Disziplin sind natürlich Menschen, die von Panikstörungen betroffen sind. Da wird dann gerne ein leichtes Ziehen im Darm als Vorzeichen für einen bevorstehenden Blinddarmdurchbruch gewertet und vielleicht sogar direkt die eigene Beerdigung geplant. Zurzeit habe ich eine Klientin, mit der ich immer viel lache, weil sie zwar auch noch in ihren Ängsten gefangen ist, sich aber trotzdem bereits selbst dabei beobachtet, wie sie sich selbst in ihre Anfälle hineinmanövriert. Mit einem kurzen prägnanten Hinweis kann man sie sehr schnell wieder herausholen. Sie ist noch keine dreißig und empfindet regelmäßig ein Kribbeln in ihren Beinen, manchmal glaubt sie auch, ein Taubheitsgefühl zu haben, und umgehend gibt sie sich der Vorstellung hin, an einer schweren zentralnervalen Erkrankung wie Multipler Sklerose, einer frühen Form von Parkinson oder etwas Ähnlichem zu leiden. Und natürlich beginnt dann vor ihrem geistigen Auge ein Film abzulaufen, wie sie nach und nach bewegungsunfähig wird, schließlich stirbt und ihre Kinder keine Mama mehr haben. Der beste Horrorfilm könnte nicht schrecklicher sein. Seit wir zusammenarbeiten, wendet sie sich dann sofort an mich, und ich erzähle ihr, wie es damals bei mir war, als ich während meines Studiums an eingebildeter Multipler Sklerose litt. Ich hatte in dieser Zeit zusätzlich zu meinen gravierenden Herzrhythmus- und Verdauungsstörungen auch extreme Zuckungen der gesamten Muskulatur. Davon waren bei Weitem nicht nur die Augenlider betroffen; bisweilen zuckte mein kompletter Arm so heftig, dass ich ihn mit der anderen Hand an den Körper drücken musste, um in der Vorlesung nicht aufzufallen. Als Studentin der Veterinärmedizin hatte ich natürlich eine Menge Ideen, was das alles Schlimmes sein könnte, und steigerte mich in diese Hirngespinste hinein. Wer das richtig »gut« macht, kann im Laufe der Jahre durchaus das, was er sich die ganze Zeit vorgestellt hat, auch tatsächlich manifestieren. Panikpatienten allerdings entwickeln meiner Erfahrung nach nur sehr selten wirklich schwere Krankheiten. Meist leiden sie unter sogenannten funktionellen Störungen, was bedeutet, dass die Funktion gewisser Organe zwar beeinträchtigt ist, wie zum Beispiel bei einigen Formen der Herzrhythmusstörung, aber kein tatsächlicher Schaden des Gewebes nachweisbar ist. Die Belastung für die Patienten sind dennoch erheblich – allerdings auch gut und schnell durch eine Veränderung der Gedanken- und Verhaltensmuster zu beeinflussen. Entgiftungsmaßnahmen sind ebenfalls sehr hilfreich, weil der Ausgleich des pH-Wertes eine beruhigende Wirkung auf das Nervenkostüm hat.

Nutzen Sie Ihr Zielbild beim Umdenken

Im Endeffekt spielt es überhaupt keine Rolle, welche Art von Beschwerden Sie haben: Ein Umdenken ist aus meiner Sicht die wichtigste Grundvoraussetzung für eine vollständige und dauerhafte Heilung. Wie bereits erwähnt, glaube ich keineswegs, dass Sie sonst nichts weiter tun müssten, aber wenn Sie nicht Ihre geistige Haltung verändern und aufhören, sich selbst Horrorgeschichten zu erzählen, werden alle anderen Maßnahmen weniger gut greifen. Ihr Ziel hilft Ihnen dabei, Ihre Gedanken in eine gute Richtung zu lenken. Fragen Sie sich doch einmal regelmäßig, ob Sie sich mit dem, was Sie gerade denken, Ihrem Ziel eher annähern oder sich davon entfernen. Ganz intuitiv werden Sie eine Antwort finden und haben gegebenenfalls die Möglichkeit, sofort etwas zu korrigieren. Das Gleiche gilt natürlich für das, was Sie sagen, denn wenn Sie mit anderen sprechen, hören Sie sich ja gleichzeitig selbst zu, sodass Ihre Gefühle sich unmittelbar dem anpassen werden, was Sie gerade übermitteln. Es ist eine weitverbreitete Unsitte, über seine Probleme und Krankheitssymptome zu reden und sie vielleicht auch noch in allen Farben und ein wenig übertrieben zu schildern. Kennen Sie jemanden, der das gerne tut? Unterhalten Sie sich gerne mit ihm oder ihr? Und wie ist das bei Ihnen selbst? Wovon sprechen Sie in Gesellschaft anderer? Von positiven Dingen? Oder neigen Sie eher dazu, sich zu beschweren, worüber auch immer? Ist Ihnen die Bedeutung des Wortes »beschweren« bewusst? Wenn man sich beschwert, lädt man sich eine Last auf und dem Zuhörer gleich mit. Beobachten Sie in der nächsten Zeit einmal aufmerksam die Gespräche, die Sie führen. Was sind Ihre häufigsten Themen? Worüber haben Sie sich unterhalten, wenn es Ihnen danach so richtig gut geht, Sie sich beschwingt und bereichert fühlen? Und worum ging es im Gespräch, wenn Sie hinterher das Gefühl haben, richtig ausgelaugt zu sein? Versuchen Sie vielleicht auch intuitiv zu erspüren, wie sich Ihr Gegenüber jeweils fühlt.

Und wenn Sie feststellen sollten oder sogar jetzt schon wissen, dass Sie zu den begnadeten Jammerern gehören, verzichten Sie einfach einmal für einen Zeitraum, den Sie mit sich selbst vereinbaren, ganz bewusst darauf. Setzen Sie jedes Mal, wenn Sie in Versuchung kommen, den Musterunterbrecher, und wechseln Sie das Thema. Beantworten Sie die Frage, wie es Ihnen gehe, stets mit »Sehr gut« oder »Es könnte gar nicht besser sein«. Ich bin überzeugt davon, dass Sie schon nach wenigen Tagen verschiedene Auswirkungen bemerken werden. Denken Sie an das Bild mit der Software und der Hardware, und überlegen Sie sich gut, worauf Sie Ihr System programmieren. Außerdem wissen Sie ja schon, wie heilsam es ist, sich über die eigenen Gewohnheiten hinwegzusetzen und das Verhaltensrepertoire zu erweitern, vor allem wenn es sich um sehr destruktive Gewohnheiten handelt.

Drei Gründe, warum wir gerne jammern

Nachdem wir uns jetzt ausführlich darüber unterhalten haben, warum es nicht gut ist, sich und anderen Schauergeschichten zu erzählen, sollten wir uns auch noch ansehen, warum so viele Menschen es dennoch so gerne und oft tun. Ich denke, dass es hierfür drei Gründe gibt, die ich Ihnen der Reihe nach vorstellen möchte. Fühlen Sie sich bitte in die Situationen ein, ob etwas davon auf Sie zutrifft.

Der Wunsch nach Zuwendung

Ein Beweggrund für das Jammern ist der Wunsch nach Zuwendung. Wer jammert, fühlt sich in diesem Fall bedürftig und hungert nach Aufmerksamkeit, Liebe und Anerkennung. Bleibt diese Reaktion jedoch aus, wird er im Laufe der Zeit immer verzweifelter, weil er beständig die Erfahrung macht, dass er nicht bekommt, was er sucht. Das ist dann nur die Rückmeldung des Lebens, dass er auf dem Holzweg ist und die Methode ändern sollte, doch die Botschaft wird nicht verstanden.

Bitte denken Sie noch einmal an die Geschichte mit der Anfangsinvestition: Zuerst muss der nötige Einsatz erbracht werden, damit man davon profitieren kann. Es ist eine fantastische Idee, zunächst das zu geben, was man sich eigentlich wünscht, weil man sich dadurch unmittelbar aus der Bedürftigkeit erhebt. Niemand kann gleichzeitig geben und ein Opfer sein. Geben wir jedoch, signalisieren wir dem gesamten System umgehend: »Wir haben genug«, und es dauert nicht lange, bis es von allen Seiten zu uns zurückfließt. Das funktioniert übrigens mit allem, was Sie geben, egal, ob es sich um Liebe, Aufmerksamkeit oder Geld handelt. Allerdings nur, solange Sie gerne und von Herzen großzügig sind und nicht, um selbst im Gegenzug etwas zu erhalten, denn dann sind Sie ja wieder in der Position des Bedürftigen. Sehr oft ist das eine Gratwanderung, die man besser spüren als erklären kann. Wenn Sie ehrlich zu sich sind, werden Sie merken, ob Sie freimütig oder aus Berechnung geben.

Erinnern Sie sich an Hanni? Ein solches Aufopfern ist nicht das, was ich meine. Es gibt relativ viele Menschen, die der Meinung sind, sie würden viel zu viel geben, weil sie sich ständig ausgelaugt fühlen und nichts zu ihnen zurückfließt. In Wahrheit liegt aber keine Großzügigkeit vor, sondern Bedürftigkeit. Wer nur gibt, um für sich etwas zurückzubekommen, zum Beispiel Liebe, bekommt wie Hanni immer das Feedback, dass es so nicht funktioniert. Echtes Geben laugt niemals aus, weil es den Gebenden noch mehr bereichert als den Empfänger. Außerdem wird es aus allen Richtungen zu einem zurückfließen, weil sich die Überzeugung, genug zu haben, ebenso im Außen zeigt wie das Gefühl von Mangel.

Wenn Sie sich also ausgelaugt fühlen und sich nach Aufmerksamkeit und Liebe sehnen, dann geben Sie. Und wenn Sie jetzt denken: »Ich fühle mich aber nicht so, als ob ich das könnte«, möchte ich Sie daran erinnern, dass das Gefühl erst mit dem Handeln kommen kann. Es ist nicht schwer. Dazu empfehle ich die Übung des Lauschens, die mir vor allem deshalb so gut gefällt, weil es schier unendlich viele Möglichkeiten gibt, sie anzuwenden. Mit Lauschen meine ich ein ganz aufmerksames Zuhören. Hören Sie Ihren Gesprächspartnern einmal zu, wie Sie es vielleicht noch nie gemacht haben. Versuchen Sie, sich selbst dabei vollkommen leer zu machen und ganz in die Welt des anderen einzutauchen, auch die Informationen hinter den Worten zu erspüren und zu fühlen, wie es ihm geht. Verzichten Sie bestmöglich auf jedes innere Kommentieren und Bewerten, während der andere spricht, und überlegen Sie sich keine Antwort. Sagen Sie anschließend einfach nur: »Aha« oder »Ich verstehe«. Lassen Sie das, was Sie gehört haben, einfach so stehen, drücken Sie nicht Ihre Meinung aus oder argumentieren Sie nicht dagegen. Freuen Sie sich einfach darüber, dass Sie erfahren haben, was jemand anderes erlebt hat, denkt oder empfindet. Überprüfen Sie, ob es Ihnen schwerfällt, Aufmerksamkeit zu schenken und nichts von sich zu erzählen, ohne gefragt zu werden.

Sind Sie jedoch der Meinung, dass es Ihnen weniger an Aufmerksamkeit als an einer anderen Form der Zuwendung fehlt, geben Sie den Menschen in Ihrem Umfeld – und natürlich auch sich selbst – genau das, was Sie sich wünschen. Würden Sie zum Beispiel gerne öfter anerkennende Worte hören, überprüfen Sie, wie es um Ihre eigene Wertschätzung bestellt ist, und verzichten Sie unbedingt darauf, sich für Ihre kleinen Fehler im Geiste selbst zu geißeln. Loben Sie sich stattdessen für alles, womit Sie zufrieden sind, und üben Sie einfach noch ein wenig in den Bereichen, in denen es noch Entwicklungspotenzial gibt. Wenn Sie noch die eine oder andere Macke haben, ist das kein Grund zur Selbstkritik. Freuen Sie sich lieber, dass Ihnen wenigstens auffällt, wo Ihre Schwächen liegen, und lernen Sie sie lieben. Vorher werden Sie sie sowieso nicht los.

Wenn Sie sich körperliche Liebe wünschen, können Sie natürlich nicht einfach losziehen und andere damit beglücken, aber Sie erhöhen Ihre Chance eklatant, wenn Sie liebevoll mit sich selbst umgehen und sich einmal Ihre bisherigen Überzeugungen in Bezug auf das andere Geschlecht näher ansehen. Vielleicht gibt es da den einen oder anderen Satz, den Sie sich lieber nicht vorbeten sollten, wenn Sie tatsächlich an einer Partnerschaft interessiert sind.

Jammern vermeidet, mit tiefen Gefühlen in Kontakt zu kommen

Der zweite Grund, warum wir gerne jammern, egal, ob lauthals oder nur im Stillen, liegt darin, dass es eine perfekte Methode ist, nicht mit unseren Gefühlen in Kontakt zu kommen. Solange wir lamentieren, sind wir zu beschäftigt, um wirklich zu spüren, was eigentlich gerade los ist. Eine andere Taktik besteht darin, nach einem Schuldigen für das Gefühl zu suchen, das wir zwar ansatzweise bemerken, dem wir aber unbedingt entkommen wollen, bevor es uns womöglich übermannt.

Es gibt wahrscheinlich nichts, wodurch Sie mehr Heilung erfahren können, als sich tief auf Ihre Gefühle einzulassen, sie wirklich zu spüren und ihnen zu erlauben, Ihr Herz zu berühren. Weiß der Geier, warum wir so viel Aufwand betreiben, genau das zu vermeiden, und bei jeder inneren Regung sofort der Fluchtreflex einsetzt. Hier spreche ich bei Weitem nicht nur von negativen Empfindungen, denn ich zumindest kenne viele Menschen, die sich schwertun, zu lieben und echte Nähe zuzulassen. Haben Sie sich vielleicht schon einmal selbst dabei ertappt, wenn es in irgendeiner Art intim geworden wäre, das Ganze mit unsinnigem Geplapper schnell wieder auf eine oberflächliche Ebene zurückzuholen? Mein Exmann war in dieser Hinsicht ein Genie, zudem war er sehr präsent und übernahm auch im privaten Umfeld meist eine Führungsposition. Wenn wir mit Freunden zusammensaßen, drehten sich die Gespräche quasi immer um Politik oder die Arbeit, oder man meckerte gemeinsam über jemanden, der nicht dabei war. Jedenfalls sprachen wir nicht über etwas, das einen der Anwesenden tatsächlich bewegt hätte. Da mein Exmann immer erreichbar sein wollte, hatte er stets sein Handy dabei. Wenn es läutete und er aufstand, um in Ruhe zu telefonieren, kam es oft vor, dass einer der anderen sofort begann, etwas ganz Persönliches zu erzählen, so, als hätte er die ganze Zeit auf diese Gelegenheit gewartet. Innerhalb von Sekunden herrschte eine ganz andere Vertrautheit am Tisch. Kam mein Exmann zurück, war sofort alles wie vorher. Jemand riss einen blöden Witz, und die Intimität war wieder weg.

In meinem Buch »Hör auf deinen Körper und werde gesund« habe ich geschrieben, dass der Körper mit den Symptomen, die uns so unangenehm erscheinen, immer etwas reparieren möchte. Deshalb habe ich mich von der Schulmedizin abgewandt, weil es aus meiner Sicht der Gesundheit zwangsläufig entgegensteht, einen solchen Regulationsmechanismus zu unterdrücken. Nicht anders als ein Betäubungsmittel wirkt es jedoch, wenn wir starke Empfindungen um jeden Preis vermeiden. Der Kopfschmerztablette, dem Cortison oder Antibiotikum auf der körperlichen Ebene entspricht auf der geistig-seelischen Ebene das innerliche und äußerliche Geplapper. Wir gehen der Intimität sogar mit uns selbst aus dem Weg. Die Heilung muss dabei natürlich ausbleiben, weil wir so tun, als beträfe uns das, was uns gerade passiert, gar nicht persönlich. Es ist uns zufällig widerfahren, also schnell wieder weg damit. Die Bedeutung bleibt völlig unbeachtet.

Mein Tipp an Sie lautet: Setzen Sie den Musterunterbrecher, wann immer Sie merken, dass Sie zu plappern beginnen. Wenn Sie schon begonnen haben, bevor es Ihnen bewusst geworden ist, bremsen Sie sich. Hören Sie zu, nach innen und nach außen. Legen Sie eine Hand vielleicht dorthin, wo Sie Empfindungen wahrnehmen, und stellen Sie sich vor, dass diese sich ausdehnen und von Ihrem ganzen System Besitz ergreifen. Wenn der Impuls zur Unterdrückung entsteht, sagen Sie sich selbst: »Diesmal möchte ich es spüren.«

Wenn Sie der Meinung sind, jemand anderes wäre dafür verantwortlich, dass Sie ein bestimmtes Gefühl jetzt spüren müssen, erinnern Sie sich daran, dass niemand etwas in Sie hineingeben kann. Sie können nur empfinden, was bereits da ist. Danken Sie demjenigen lieber dafür, dass er Ihnen geholfen hat, mit etwas in Kontakt zu kommen, was wahrscheinlich schon lange auf Beachtung wartet.

Ich kann Ihnen versichern, dass Ihnen keine Emotion der Welt etwas anhaben kann, wenn Sie sich wirklich auf sie einlassen. So heftig sie Ihnen auch erscheinen mag und so sehr es vielleicht danach aussieht, dass eine Welle auf Sie zurollt, die Sie umwerfen wird: Der Stress, den Sie haben, wird sofort verschwinden, wenn Sie den Impuls der Unterdrückung vollständig aufgeben. In Wahrheit tut nur die Vermeidung weh. Wenn das Gefühl Ihr Herz berührt und Ihnen Tränen in die Augen treibt, kann es sich in Liebe verwandeln und gehen.

Probieren Sie es aus, Sie werden viele Gelegenheiten entdecken. Beginnen Sie wieder bei den unbedeutenderen Situationen, und tasten Sie sich zu den größeren Herausforderungen vor, wenn Ihr Vertrauen gewachsen ist.

Wir sind evolutionsbiologisch darauf programmiert, uns vor Veränderung zu fürchten

Der dritte Grund für das Jammern ist die tief sitzende Angst davor, uns zu verändern. Sosehr wir auch behaupten, diverse Umstände um jeden Preis loswerden zu wollen, so sehr versuchen wir gleichzeitig unbewusst, das zu verhindern. Wir identifizieren uns mit diesem Teil von uns und mit der Rolle, in die wir uns eingefügt haben. Fast fühlt es sich so an, als müssten wir ein Stück weit sterben, wenn wir einfach gesund und glücklich sind. Intuitiv wissen wir, dass wir mit unserem negativen Gerede unseren Zustand nur zementieren und sämtliche positiven Bemühungen sabotieren – und genau das nützt uns wiederum insofern, als wir hinterher sagen können: »Ich habe alles versucht, aber es hat nicht geklappt.«

Das Schwierigste an diesem Punkt ist es, ihn sich überhaupt einzugestehen und zu erkennen: »Ja, da ist etwas in mir, das an dem ganzen Leid festhält.«

Ich habe einmal eine Aufstellung gemacht, bei der meine Lebensaufgabe und das Glück, sie voll und ganz zu leben, von einem großen Kissen repräsentiert wurden, das auf dem Boden lag, weit weg von mir. Ich konnte es sehen, aber zwischen mir und meinem Ziel lag ein kleineres Kissen, das mein Leid und meine Ängste darstellte. Meine Aufgabe war es, mich Schritt für Schritt auf das große Kissen zuzubewegen und dabei an dem kleinen vorbeizukommen. Ich durfte hinübersteigen oder es wegschieben, doch ich machte zunächst nichts von beidem, sondern blieb davor stehen und heulte. So wurde mir überdeutlich bewusst, wie stark ich unter diesem »Ding« litt und wie sehr ich mich gleichzeitig davor fürchtete, es einfach hinter mir zu lassen. Als ich es schließlich mit einem Fuß zur Seite schieben konnte und einen Schritt nach vorne ging, musste ich mich richtig davon losreißen; es kam mir vor, als ließe ich ein Kind oder einen Teil von mir selbst zurück. Als ich dann aber bei meiner Lebensaufgabe angelangt war, fühlte ich mich großartig und hatte überhaupt kein Verlangen mehr zurückzublicken.

Wenn ich diese Übung mit meinen Klienten mache, passiert es recht oft, dass sie vorschlagen, sie könnten das kleine Kissen ja auch mit zu dem großen nehmen, es gehöre ja schließlich auch zu ihnen. Doch das erlaube ich ihnen nicht.

Kennen Sie den Spruch: »Der Weg des geringsten Widerstandes ist nur am Anfang gepflastert«? Hier kommt wieder die Geschichte mit der Startinvestition und der Überwindung ins Spiel, egal, ob bei dieser Übung oder anderswo im Leben. Sie werden sehr viel nachhaltiger profitieren, wenn Sie sich nicht vor einer wichtigen Aufgabe oder Entscheidung drücken. Auch in den folgenden Kapiteln werden wir noch weiter darüber reden.

Der Weg der Heilung ist nicht immer einfach, aber er ist wunderschön, und er zahlt sich aus. Gehen Sie ihn ganz in Ihrem Tempo. Lernen Sie sich nach und nach mit all Ihren Mustern kennen und betrachten Sie bewusst, was eigentlich passiert. Dann erweitern Sie Schritt für Schritt Ihr Verhaltensrepertoire und verzichten auf die Gewohnheiten, die Ihnen zwar kurzfristige Erleichterung verschaffen, Sie aber langfristig dort festhalten, wo nur ein Teil von Ihnen bleiben möchte.

Wenn's also schwierig wird: »Nicht lang schnacken, Kopf in' Nacken!« Wie schlau doch der Volksmund ist.

Programmieren Sie sich auf Gesundheit!

Mit der bewussten Wahl Ihrer Gedanken haben Sie ein Werkzeug in der Hand, das mächtiger nicht sein könnte. Sehr viele Menschen, mit denen ich darüber spreche, behaupten sogar, das zu wissen, aber die wenigsten nutzen es, oder sagen wir besser, sie nutzen es pausenlos, aber nicht unbedingt zu ihrem Vorteil. Statistiken belegen, dass wir im Durchschnitt 60.000 Gedanken pro Tag denken, und weil mich dieser Wert überrascht hat, möchte ich Sie kurz um Ihre persönliche Schätzung bitten, wie viel Prozent davon wohl positiv und erbaulich sind.

Deren Anteil beträgt angeblich ganze drei Prozent, und wenn man bedenkt, dass das ein Durchschnittswert ist, möchte ich wirklich nicht in der Haut mancher Menschen stecken. Andererseits, wie viele Leute kennen Sie, sagen wir einmal jenseits der dreißig, die rundum gesund und glücklich sind?

Selbst wenn wir davon ausgehen, dass die drei Prozent extrem pessimistisch gehalten sind, führt doch kein Weg an der Erkenntnis vorbei, dass die überwältigende Mehrzahl der Gedanken alles andere als förderlich ist. Und ist es nicht erstaunlich, dass man sich zu einer konstruktiven Haltung bewusst entschließen und sie anschließend konsequent einüben muss, weil unsere durch das Umfeld erlernten Automatismen anscheinend durchweg destruktiv sind?

Die gute Nachricht daran lautet jedenfalls, dass vermutlich auch Sie in diesem Bereich über ein enormes Potenzial verfügen, das nur darauf wartet, geborgen zu werden.

So beeinflusst das Denken den Körper

Jeder Gedanke beeinflusst unmittelbar unseren Organismus. Zum einen, weil wir nicht denken können, ohne unmittelbar ein Gefühl zu empfinden und Gefühle wiederum eine Hormonausschüttung in den Drüsen bewirken. Eine andere Erklärung hat der japanische Wissenschaftler Masaru Emoto geliefert, der mit seiner Forschung bewiesen hat, dass Wasser, aus dem wir ja mehrheitlich bestehen, jede Form von Information aufnehmen und speichern kann. In seinen Versuchen hat er das Wasser in seiner flüssigen Form zunächst auf die unterschiedlichsten Arten behandelt. Zum Beispiel hat er ihm Musik der verschiedensten Stilrichtungen von Klassik bis Heavy Metal vorgespielt, ihm verschiedene Bilder gezeigt, Gebete gesprochen und er hat die Gläser, in denen es sich befand, mit Worten beschriftet. Anschließend hat er es eingefroren und die entstandenen Eiskristalle unter dem Mikroskop fotografiert. Die dazugehörigen Fotografien können Sie im Internet finden, und es gibt auch wunderschöne Bildbände davon. Sie zeigen, dass je nach Einfluss, dem die Flüssigkeit ausgesetzt war, vollkommen unterschiedliche Kristalle entstehen. Sie sind wunderschön und harmonisch, wenn das Wasser Mozart »gehört« hat, wesentlich weniger attraktiv nach dem Genuss von Elvis Presley und unansehnlich und in keiner Weise symmetrisch nach Beschallung mit Heavy Metal. Genauso verhält es sich nach der Beschriftung mit unterschiedlichen Worten. Liebe und Dankbarkeit verursachen besonders beeindruckend schöne, sechseckige Gebilde, während sich bei »Hass« oder »Idiot« überhaupt keine erkennbaren Formen bilden, sondern nur Chaos.

Sie können dieses Wissen für sich nutzen, indem Sie Ihr Trinkwasser beschriften oder auf andere Art »informieren« und die Energie so in Ihren Körper aufnehmen. Es gibt etliche Gläser mit Gravuren zu kaufen, unter anderem der Blume des Lebens und anderen heilenden Symbolen. Ich persönlich mache es so, dass ich kleine Papierkärtchen nehme – bisweilen auch gern bunte, da Farben ja ebenfalls eine Wirkung haben – und sie derart beschrifte, dass das gesamte Wort durch den Boden sichtbar wird, wenn ich ein Glas daraufstelle. Die Auswahl des Wortes erfolgt rein intuitiv, je nachdem, was ich gerade zu brauchen glaube, zum Beispiel Ruhe, Kreativität, Freude, Selbstliebe, Vertrauen, innerer Friede und so weiter. Manchmal ziehe ich mir auch eine Bachblüten- oder Engelskarte und stelle mein Trinkglas darauf. Ich habe den Eindruck, dass sich die Konsistenz des Wassers dadurch leicht verändert, ebenso wie der Geschmack.

Derartige Maßnahmen sind also eine gute Unterstützung, reichen jedoch alleine nicht für große Fortschritte aus. Wenn Sie noch einmal an das Beispiel des Computers denken, auf dessen Bildschirm Sie stets das sehen, was dem laufenden Programm entspricht, sollten Sie unbedingt dafür sorgen, dass Ihnen Ihr Programm auch gefällt.

So funktioniert sinnvolle Selbstprogrammierung. Wie können Sie ganz konkret vorgehen, wenn Ihre Selbstprogrammierung derzeit noch Optimierungsbedarf bietet? Nun, die Schritte, ein beliebiges Vorhaben zu verwirklichen, sind immer die gleichen und gehen Ihnen hoffentlich im Laufe der Zeit in Fleisch und Blut über.

Als Erstes sollten Sie immer ein Ziel ins Auge fassen und dann mit kleinen praktischen Schritten beginnen.

Was genau möchten Sie erreichen? Ich würde überprüfen, in welchen konkreten Situationen ich mich nicht wohlfühle, und mir dann überlegen, wie ich mich stattdessen in solchen Fällen gern verhalten und fühlen würde.

Nehmen wir einmal an, Sie leiden an Panikattacken und wissen, dass Sie sich immer dann besonders unwohl fühlen, wenn es Ihnen nicht möglich ist, einen Ort jederzeit zu verlassen. Zum Beispiel, wenn Sie in einem beruflichen Meeting sitzen und es sehr komisch aussehen würde, wenn Sie überstürzt verschwinden. Auch in einem Verkehrsstau oder gar auf einer Flugreise können Sie sich nicht einfach aus dem Staub machen. Dann könnten Sie sich als Zielbild vorstellen, wie Sie all diese im Moment noch angstbesetzten Gelegenheiten nicht nur vollkommen gelassen erleben, sondern wie Sie sie richtiggehend genießen. Auf den ersten Blick erscheint Ihnen das vielleicht unmöglich, aber wenn Sie sich darauf einlassen, können Sie wahrscheinlich erahnen, dass gerade für Sie in der Zukunft solche alltäglichen Situationen womöglich etwas ganz Besonderes sein werden. Wenn Sie es erst einmal geschafft haben, ganz souverän damit umzugehen, werden Sie sich allein schon darüber freuen können, dass Sie wissen: »Früher wäre ich halb verrückt geworden; schier unglaublich, was ich da erreicht habe.«

Gestalten Sie sich Ihre Vision so anziehend wie möglich. Im Zusammenhang mit Flugangst ist es ja nun wahrlich nicht schwer, Gründe zu finden, warum es erstrebenswert ist, derartige Reisen machen zu können. Meine Kundin Luise freute sich auf nichts so sehr, wie endlich ihre Tochter besuchen zu können, die nach Australien ausgewandert war, und Leonie, die erst sechzehn war, als sie zu mir kam, träumte von einem Jahr als Au-pair-Mädchen in New York; sie musste nur noch vorher ihr Abitur machen und ihre Panikattacken loswerden. Sich einen Verkehrsstau oder ein Geschäftsmeeting so richtig schmackhaft zu machen erfordert da schon mehr Fantasie, das gebe ich zu, aber lassen Sie sich etwas einfallen. Gerade wenn es Ihnen schon schwerfallen sollte, ein geeignetes Zielbild zu finden – was schließlich die absolute Grundvoraussetzung darstellt, um sich überhaupt in eine Richtung bewegen zu können –, gehe ich einmal ganz frech davon aus, dass Sie sich generell nicht besonders viel zutrauen. Umso mehr Gelegenheiten werden Sie künftig finden, über sich selbst hinauszuwachsen, und Sie sollten keine davon verschenken. Eines Ihrer Ziele dürfte in diesem Fall sein, dass Sie, wenn es an einer Stelle schwierig wird, nicht mehr sofort an sich zweifeln und automatisch ans Aufgeben denken, sondern dass Sie sich sogar freuen können und sagen: »Oh, was für eine nette kleine Herausforderung. Ich bin gespannt, wie schnell ich sie knacken kann.«

Kurz zurück zum Verkehrsstau. Ich habe unter anderem ein paar gute Hörbücher im Auto und freue mich immer sehr, wenn ich einmal Zeit habe, eines davon am Stück hören zu können. Seit ich nicht mehr so viel zum Lesen komme, sind die wunderbaren Hörgeschichten häufig meine treuen Begleiter, sie versüßen mir sogar den Zahnarztbesuch. Wenn Sie eine Freisprecheinrichtung haben, können Sie künftige Staus auch für Anrufe bei lieben Freunden nutzen, von denen Sie länger nichts gehört haben. Ich bin mir sicher, dass auch Ihnen mit ein bisschen Anstrengung ein Szenario einfällt, wie Sie sich in einer Lage, die Ihnen jetzt sehr unangenehm erscheint, pudelwohl fühlen werden. Und falls Sie absolut keine Idee dazu haben, weiden Sie sich an der bloßen Vorstellung, einfach dazusitzen und nicht mehr leiden zu müssen. In diesem Zusammenhang möchte ich Sie noch einmal an Melanie aus dem ersten Kapitel erinnern, die mir zunächst auch nicht glauben wollte, dass es überhaupt erstrebenswert wäre, sich zu amüsieren, während ihr Mann unterwegs war. Viel lieber wollte sie ihm das Weggehen abgewöhnen, was einerseits verständlich ist, andererseits schon hundertfach erfolglos geblieben war. Sie wissen ja bereits, dass das Loslassen ihrer Verbissenheit ihr sehr schnell die lang ersehnte Lösung gebracht hat. Und genauso verhält es sich bei körperlichen Symptomen und allen übrigen Problemen im Leben. Ich weiß, dass das sehr schwer zu glauben ist. Immer wieder fragen mich meine Kunden: »Was habe ich denn davon?«, wenn ich sie bitte, sich vorzustellen, nicht mehr gegen ihre Symptome zu kämpfen. Die Antwort ist ganz einfach: Gesundheit.

Solange Sie sich blind gegen das wehren, was Ihnen das Leben zu lernen vorsetzt, werden Sie das Thema nicht los. Das ist so, wie Sie in einer Firma erst in Ihrer aktuellen Stellung eine bessere Leistung bringen müssen, wenn Sie sich eine Beförderung erhoffen. Andernfalls haben Sie keine Chance.

Machen Sie immer einen Schritt nach dem anderen

Vielleicht haben Sie es als Kind erlebt, dass Sie nicht zum Spielen durften, bevor Sie nicht aufgegessen oder Ihre Hausaufgaben erledigt hatten. Sie wollten keine Schulaufgaben mehr machen, sondern spielen, aber Sie wussten, dass es das eine erst nach dem anderen geben würde. Das ist heute noch genauso: Sie müssen die Kröte schlucken, danach sind Sie frei. Und in diesem Kapitel möchte ich Ihnen zeigen, wie das dicke Ding möglichst geschmeidig durch Ihren Hals gleiten wird. Nämlich indem Sie steuern, wie Sie darüber denken. Allein durch Ihre Interpretation der Lage entscheiden Sie darüber, ob Sie bei diesem Prozess halb ersticken oder es gar keine große Sache wird.

Interpretieren Sie alles so, dass es Ihnen nützt

Gehen wir erst noch einmal einen kleinen Schritt zurück, weil ich weiß, dass es schwer verständlich ist. Es ist wichtig, dass Sie ein Ziel haben, das Sie erreichen wollen. Etwas, das Sie sich wirklich wünschen, wie zum Beispiel Gesundheit. Um es zu erreichen, besteht eines Ihrer Zwischenziele notwendigerweise darin, die momentane Lage souverän zu bewältigen. Erst danach ist ein Weitergehen möglich.

Beispielsweise darf das Kind sich schon freuen, dass es später spielen darf, aber vorher muss aufgegessen werden. Um die ungeliebte Situation darf man sich nicht drücken, der Weg zum eigentlichen Ziel führt direkt hindurch.

Egal, wo auf diesem Weg Sie sich gerade befinden, wird Ihr Wohlbefinden immer maßgeblich davon abhängen, was Sie denken, und wenn Sie dauerhaft gesund und glücklich sein wollen, empfehle ich Ihnen, sich die entsprechenden konstruktiven Denkansätze als fixe Gewohnheit anzueignen. Sie haben also mehrere Ziele: große, kleine und diverse Zwischenziele. Das klingt komplizierter, als es ist. Es reicht, dass Sie sich angewöhnen, alles, was Ihnen im Leben begegnet, als Geschenk zu sehen statt als persönlichen Angriff. Sie müssen nicht an hundert Dinge gleichzeitig denken, Sie denken lediglich daran, dass Sie die Möglichkeit haben einzugreifen, wenn Ihnen etwas nicht gefällt. Bisher haben Sie sich darüber beschwert, aber nichts geändert, weil Sie sich hilflos fühlten. Das unterstelle ich deshalb aufs Geratewohl, weil es schlichtweg bei fast allen Menschen so ist. Ich möchte Ihnen zeigen, dass diese Hilflosigkeit genauso das Ergebnis einer Interpretation von Ihnen ist wie alle anderen Probleme in Ihrem Leben. Sie hätten keine Sorgen, wenn Sie nicht glauben würden, dass Sie welche haben. Sie wären nicht krank, wenn Sie nicht überzeugt wären, es zu sein. Genauso wenig wie Sie arm, ungeliebt, ungeschickt und alles andere wären, das Sie sich an Makeln möglicherweise zurechtgelegt haben. Und es ist auch nur deswegen schwer, diese Situation zu ändern, weil Sie glauben, dass es schwer ist. Es kann ganz leicht sein, und Sie selbst bestimmen darüber, indem Sie stets bewusst wählen, wie Sie über eine Situation denken wollen. Außerdem haben Sie immer die Chance zu variieren. Es liegt allein an Ihnen, ob Sie sich viele große Ziele stecken oder lieber nur kleine, ob Sie schnell vorankommen wollen oder in aller Ruhe vorwärtsgehen, ob Sie viele Übungen gleichzeitig machen oder nur jeweils eine winzige für einen Monat. Natürlich können Sie auch jederzeit frühere Entscheidungen rückgängig machen, beschleunigen oder bremsen und Ihre Ziele ändern, weil sie Ihnen doch nicht mehr gefallen. Es ist ein Spiel, und Sie sind der Spielleiter. Alles tanzt nach Ihrer Pfeife, und Sie dürfen sich hemmungslos ausprobieren. Wie wirkt es sich aus, wenn ich zwei Wochen dies und das denke, und wie fühlt es sich an, wenn ich jenes so mache anstatt so? Versuchen Sie es einfach! Sie können nichts falsch machen, weil Sie ja jederzeit mit allem wieder aufhören können.

Warum hat es bisher nicht geklappt?

Was denken Sie jetzt?

Vielleicht: »Das kann gar nicht sein, weil ich schon so vieles ausprobiert habe und nicht an mein Ziel gekommen bin«?

Wenn dem so ist: Ist es dann möglich, dass Sie es gar nicht spielerisch und genussvoll ausprobiert haben, sondern eher mit dem Gedanken »hoffentlich funktioniert es«? Hierzu möchte ich Ihnen zwei Tipps geben: Erstens, machen Sie nie etwas ausschließlich deswegen, um etwas Bestimmtes damit zu erreichen. Was auch immer Sie tun, lassen Sie sich darauf ein. Denken Sie noch einmal an das Kind, das erst die Hausaufgaben machen muss, bevor es spielen darf. Würden Sie wollen, dass Ihr Kind die Aufgaben nur macht, um anschließend rauszukönnen, und während es schreibt, gedanklich ganz woanders ist? Oder fänden Sie es besser, wenn es auch bei den Hausaufgaben ganz bei der Sache ist? Welche Einstellung wäre vermutlich erfolgversprechender und böte mehr Freude im Leben?

Wäre es nicht schön, wenn auch Sie alles, was Sie tun, genießen könnten? Wenn Sie zum Beispiel zu einem Therapeuten gehen – natürlich weil Sie gesund werden wollen –, sollten Sie trotzdem in erster Linie daran interessiert sein, die Gespräche mit ihm oder seine Behandlungen zu genießen. Dann werden Sie am Ende nämlich in jedem Fall davon profitieren, und die Wahrscheinlichkeit, dass Sie Ihr Ziel erreichen, wächst erheblich, je besser Sie sich auf die einzelnen Schritte einlassen können.

Der zweite Tipp, den ich Ihnen geben möchte, lautet: Streichen Sie die Worte »hoffen« und »hoffentlich« aus Ihrem Repertoire. Wenn Sie sagen »hoffentlich funktioniert es« oder »hoffentlich kann er mir helfen«, hört sich das nicht so an, als wären Sie der Meinung, dass das Ergebnis von Ihnen selbst abhängt.

Sagen Sie stattdessen lieber: »Ich sorge dafür, dass es funktioniert«, es geht ja schließlich um Sie, nicht wahr? Manchmal sagen meine Klienten Dinge wie: »Hoffentlich bereue ich den Entschluss nicht«, so, als ob sie das nicht selbst in der Hand hätten. Wer so denkt und es auch noch ausspricht, erwartet ja letztlich, dass es nicht gut ausgeht, und wird es dann natürlich auch so empfinden.

In Wahrheit kann niemand je etwas bereuen, wenn er sich nicht selbst entscheidet zu denken, dass er einen großen Fehler gemacht hat. Hätte er sich aber anders entschieden, wäre das Ergebnis sicher das gleiche gewesen: Er hätte genauso gezweifelt.

Wie Sie lernen, Ihr derzeitiges Horrorszenario zu genießen

Fällt es Ihnen schwer zu glauben, dass es eigentlich einfach sein kann, mit ein wenig Ausrichtung, konstruktivem Denken und spielerischem Ausprobieren große Ziele zu erreichen? Dann nehmen Sie bitte zunächst Ihre Überzeugung zur Kenntnis, dass man sich das, was man möchte, hart erarbeiten muss und dass das Leben kein Wunschkonzert ist. Die Frage, die sich dann stellt, ist die, ob Sie diese Überzeugung behalten wollen oder ob Sie lieber verinnerlichen möchten, dass alles leicht sein kann, sofern Sie es nur für möglich halten.

Sobald Sie etwas ändern wollen, haben Sie schon wieder ein Ziel. Dann brauchen Sie ein passendes Bild dazu, am besten Ihr ganz persönliches Horrorszenario und Sie mittendrin mit einem breiten Lächeln auf den Lippen und dem Gedanken: »Das wäre doch gelacht ...« Stellen Sie sich das zukünftig mindestens zweimal pro Tag vor, und beobachten Sie parallel dazu eine Weile, bei welchen Gelegenheiten Sie noch ganz und gar nicht so denken, wie es Ihrem Ziel förderlich ist. Das notieren Sie sich, wandeln die Gedanken um, schreiben sich vielleicht einen Spickzettel und nehmen sich ganz in Ihrem Tempo jeweils ein konkretes Beispiel heraus, um es so lange zu üben, bis Sie es intus haben, bis also automatisiert in der schwierigen Lage der neue Gedanke auftaucht. Natürlich werden Sie sich nicht darüber freuen, wenn Ihre schlimmsten Symptome auftauchen, aber Sie könnten vielleicht eine Woche lang probieren, wenn der komische Kollege aus der anderen Abteilung das Büro betritt, nicht mehr zu denken: »Oh, Mann, der schon wieder«, sondern: »Cool, eine Trainingsmöglichkeit«, und ihn gleich zu begrüßen: »Schön, Sie zu sehen, wie geht es Ihnen?«

Nur Sie verleihen allem eine Bedeutung

Können Sie spüren, dass es meist gar nicht um eine riesengroße Sache geht, sondern vielmehr um eine Vielzahl ziemlich hartnäckiger kleiner

Gewohnheiten? Wenn Sie große Probleme haben, dann deswegen, weil Sie zugelassen haben, dass einige dieser lästigen Dinge sich aufstauen konnten. Sie können das korrigieren, indem Sie die Angelegenheit genauso auflösen, wie sie sich aufgebaut hat. Beginnen Sie, auf solche Feinheiten zu achten. Lernen Sie, alles von Grund auf so zu interpretieren, dass es Ihnen nützt, und nicht so, dass es Ihnen schadet. Glauben Sie auch bitte nicht, dass es eine einzige Wahrheit gibt, das heißt, es ist schon möglich, dass es genau eine gibt, aber es ist fraglich, ob einer von uns ihr jemals begegnen wird. Jeder Mensch lebt in seiner eigenen Realität: Sie in Ihrer und ich in meiner. Für mich bestätigt sich jeden Tag in jedem einzelnen Erlebnis, was ich von mir und der Welt denke, und für Sie gilt das Gleiche. Nichts, was Ihnen geschieht, hat aus sich heraus eine Bedeutung. Die Bedeutung verleihen Sie ihm erst durch Ihre Interpretation, sonst wäre es ja niemals möglich, dass zwei Menschen ein und dieselbe Sache, Person oder Situation völlig unterschiedlich wahrnehmen. Wie das Yin-Yang-Symbol zeigt, ist alles zunächst einmal neutral und hat sowohl eine schwarze als auch eine weiße Seite. Mit Ihrer Auslegung bestimmen Sie nicht nur, ob Sie Ihre Aufmerksamkeit auf den schwarzen oder den weißen Teil lenken, sondern auch, ob Sie eine Angelegenheit im negativen wie im positiven Sinn als sehr wichtig einstufen oder als völlig unbedeutend. Erscheint sie Ihnen im negativen Sinn bedeutsam, sodass Sie vielleicht beim ersten Kontakt völlig niedergeschmettert wurden, können Sie durch eine Veränderung Ihrer Deutung erreichen, dass Sie im gleichen Maße nach vorne katapultiert werden.

Die Scheidung von meinem ersten Mann war ein tiefer Einschnitt für mich. Ich machte mir schwere Vorwürfe, die sich in schwierigen Lebensbedingungen spiegelten, mit denen ich mich unbewusst selbst bestrafte. Irgendwann kam mir die Idee, dass es vielleicht gar nicht meine persönliche Schuld gewesen sein könnte, sondern von unseren Seelen und dem Leben selbst so geplant war. Anstatt weiterhin jeden Tag stundenlang die zermürbenden Gedanken und Vorstellungen, wie es hätte sein können, wenn… in meinem Hirn zu wälzen, machte ich mich auf die Suche nach Anzeichen, warum es genau so hatte kommen müssen.

Meine Krankheit zum Beispiel hatte mich ja dazu gebracht, mich mit alternativen Therapieformen zu beschäftigen und meinen Beruf zu wechseln. Doch während meiner Ehe war dieser Job nicht viel mehr als ein Hobby. Ich musste ja schließlich kein Geld verdienen und wollte meinen Tagesablauf auf meinen Exmann abstimmen können, damit wir uns zumindest gelegentlich sahen. Erst einige Zeit nach der Scheidung begann ich mich richtig dafür zu engagieren, ein größeres Publikum zu erreichen, nicht nur, weil ich das Geld dringend brauchte, sondern auch, weil ich eine große Leere spürte, die gefüllt werden wollte. Ich konnte plötzlich sehen, dass es nicht nur für mich, sondern auch für andere Menschen eine Bedeutung haben könnte, dass ich meine Bestimmung wirklich zu leben begann. Von da an änderte sich sehr viel. Ich lernte meinen jetzigen Mann kennen, und mein Geschäft nahm richtig Fahrt auf. Rückblickend sehe ich die Scheidung, genau wie die vorherige Krankheit, als wichtigen Meilenstein auf meinem Weg. Beides war zunächst ein riesengroßer Schock, aber sobald ich meine Sichtweise darauf änderte, konnte ich die wertvollen Geschenke erkennen, die darin verborgen lagen.

Eine Interpretation muss nichts mit der Realität gemeinsam haben

Meine Klientin Martha gehörte zu den Frauen, die sich nahezu zwanghaft aufopfern. Sie war um die fünfzig und hatte eine fast achtzigjährige Mutter, die nur zwei Häuser von ihr entfernt lebte und immer schon eine Tyrannin gewesen war. Sie behandelte ihre Tochter wie eine persönliche Dienstbotin, nur mit wesentlich weniger Höflichkeit. Es reichte nicht, dass sie ihr den gesamten Haushalt führte, sie musste auch genau zu dem Zeitpunkt die Besorgungen machen, zu dem die Mutter es verlangte, und sehr oft extra deswegen das Büro verlassen. Wäre sie nicht selbstständig gewesen, hätte sie sich das gar nicht erlauben können. Damit aber nicht genug. Ich traute meinen Ohren kaum, als Martha mir erzählte, dass sie und ihr Mann sich über die Kellertreppe und durch den Garten aus dem Haus stahlen, wenn sie am Wochenende etwas alleine unternehmen wollten, weil die Mutter ständig in Fensternähe war und Marthas Haustür beobachtete, um ihr eine Szene zu machen, wenn sie nicht mitgenommen wurde.

Als sie mit mir zu arbeiten begann, war die Mutter einige Wochen zuvor gestorben und Martha ein nervliches Wrack. Etwa eineinhalb Jahre davor hatte sie eine schwere Panikstörung entwickelt und konnte seither kaum noch das Haus verlassen. Um die Mutter hatte sie sich zwar weiterhin gekümmert, so gut es ihr möglich war, doch die alte Dame musste hinnehmen, dass Marthas Sohn nun manchmal einsprang. Wenn er für sie die Einkäufe erledigte, tat er es erst nach Feierabend und nicht zu der gewohnten Uhrzeit. Martha machte sich in all der Zeit schwere Vorwürfe, weil sie so schwach war und sowohl ihrem Sohn als auch der Mutter so viel zumutete. Auch nach dem Tod der Mutter gingen die Vorwürfe weiter, weil sie nicht jeden Tag ins Krankenhaus gefahren und in der letzten Stunde bei ihr gewesen war. Der Gipfel bestand darin, dass sie bei der Wohnungsräumung mehrere Briefe fand, in denen die Mutter zum Ausdruck brachte, wie sehr sie sich von ihrer Tochter im Stich gelassen fühlte und was sie von ihr hielt. Meine Klientin weinte deswegen tagelang und ließ sich von der alten Frau auch nach deren Tod noch das Leben vergällen. Wie sich herausstellte, hatte Martha ihrem Vater am Totenbett versprochen, sich gut um die Mutter zu kümmern, und sie war fest davon überzeugt, auf der ganzen Linie versagt und ihr Versprechen gebrochen zu haben.

Das Beispiel zeigt, wie tief man sich in eine Überzeugung verstricken kann, die mit der Wirklichkeit nicht das Geringste zu tun hat, sodass man jeden einzelnen Hinweis des Lebens, dass man komplett auf dem Holzweg ist, sogar noch für eine Bestätigung der eigenen Haltung hält.

Weder die permanente Kritik und die immer haarsträubenderen Forderungen der Mutter noch die eigenen Krankheitssymptome und zuletzt sogar die gemeinen Briefe deutete Martha als Hinweis darauf, dass sie sich lieber auf ihr eigenes Leben konzentrieren sollte. Stattdessen fand sie darin immer wieder nur die Bekräftigung dafür, dass sie einfach nichts tauge und sich mehr anstrengen müsse.

Schritt für Schritt konnten wir in unserer gemeinsamen Arbeit erreichen, dass Martha ihre eigenen Bedürfnisse überhaupt wieder wahrnehmen konnte. Letztlich wurde genau der Punkt, der ihr zunächst die heftigsten Schmerzen bereitet hatte, zu ihrem Befreiungsschlag: Die Briefe halfen ihr bei der Entscheidung, die Wohnung der Mutter von einer Firma räumen und den gesamten Inhalt entsorgen zu lassen. Endlich konnte sie es sich erlauben, eine unfolgsame Tochter zu sein, und ihr begann die Idee zu gefallen, dass die Seele ihrer Mutter ihr mit diesem Abschied vielleicht den Hinweis geben wollte, nicht zu trauern und sich lieber um sich selbst zu kümmern. Was die Mutter wirklich ausdrücken wollte, werden wir nie erfahren, aber wenn man sich seine Interpretation der Realität selbst aussuchen kann, sollte man dies tunlichst positiv gestalten.

Positives Deuten macht Spaß und ist gesund

Machen Sie sich ein Spiel daraus, alles in Ihrem Leben so zu interpretieren, wie es sich gut für Sie anfühlt. Wenn Sie sich ganz sicher sind und mit fantastischen Argumenten belegen können, dass etwas richtig ist, machen Sie sich bewusst, dass Sie ebenso viele Belege dafür finden könnten, dass es falsch ist.

Ich sehe heute ganz vieles anders, als ich es früher gesehen habe, und war damals genauso überzeugt von meiner Einschätzung, wie ich es heute bin. Zum Beispiel war mir als Medizinerin klar, dass Symptome nichts Gutes sind und schnellstmöglich beseitigt werden sollten. Heute bin ich der Meinung, dass es sich um wichtige Regulationsvorgänge handelt und man die Lage langfristig schlimmer macht, wenn man unterdrückend eingreift.

Eine weitere Interpretation, die ich nicht mehr teile, ist die, dass die Bereiche, in denen die Symptome bevorzugt auftreten, auch die tatsächlichen Schwachstellen des Körpers sind. Heute gehe ich nicht mehr zwangsläufig davon aus, dass jemand zum Beispiel schwach auf der Lunge ist, weil er oft Bronchitis hat. Es kann so sein, muss aber nicht, denn energetische Messungen ergeben in einem solchen Fall oft, dass die Lunge besonders gut mit Energie versorgt ist. Die umgekehrte Vorstellung, dass der Körper das stärkste Organ mit einer schwierigen bzw. schmerzhaften Aufgabe betraut, wäre ebenso einleuchtend. Der Traditionellen Chinesischen Medizin zufolge kommt es in Bereichen, in denen zu viel Lebensenergie vorhanden ist, genauso zu Beschwerden, wie wenn es an Energie mangelt.

Viele Menschen, die empfindlich sind und oft ein wenig kränkeln, glauben übrigens, sie seien generell weniger gesund als die Robusten, denen nie etwas zu fehlen scheint. Das Gegenteil ist durchaus möglich: So gut wie nie erkältet zu sein und immer zu funktionieren, vielleicht sogar dann, wenn man die Bedürfnisse des Körpers eigentlich übergeht, kann auch ein Zeichen dafür sein, dass der Körper so stark unter Stress steht, dass die Regulationsmechanismen nicht mehr greifen.

Sensibilität ist ein Geschenk

Aus der Tierarztpraxis weiß ich, dass man in der Regel nicht mehr helfen kann, wenn ein Besitzer mit seiner Schildkröte kommt, weil ihm aufgefallen ist, dass es dem Tier nicht gut geht. Es zeichnet diese Tierart aus, dass die Auswirkungen einer falschen Haltung erst dann sichtbar werden, wenn die Schäden schon so weit fortgeschritten sind, dass es nur in den seltensten Fällen gelingt, den Prozess noch umzukehren. Insgeheim vergleiche ich die Menschen deshalb mit Schildkröten, die nur scheinbar robust sind und in Wahrheit nur so lange nicht merken, dass wichtige Grundbedürfnisse des Körpers nicht erfüllt werden, bis die Situation schon ziemlich fortgeschritten ist. Das sind dann die Fälle, wenn jemand ganz unerwartet einen Herzinfarkt oder einen Schlaganfall erleidet und alle sagen: »Dass ausgerechnet ihm das passieren konnte! Ich wüsste keinen gesünderen Menschen als ihn.« Auch wenn eine tödliche Erkrankung erst in einem sehr späten Stadium diagnostiziert wird, weil der Betroffene absolut nicht gespürt hat, dass mit ihm etwas nicht stimmt, ist das ein deutliches Zeichen dafür, dass die Verbindung zwischen Körper, Geist und Seele gestört ist.

Bei den ganz Feinfühligen indes sagt der Organismus sofort so deutlich, wenn ihm etwas nicht gefällt, dass derjenige gar nicht anders kann, als sofort hinzuschauen und etwas zu verändern. Solche Menschen sind in der Regel vor wirklich schweren Krankheiten gefeit, weil sich nichts so lange aufstauen kann, bis es ernst wird. Ich arbeite sehr gerne mit ihnen, weil erfahrungsgemäß schon ganz sanfte Maßnahmen schnell Wirkung zeigen. Diese Leute sind manchmal sehr ängstlich, schließlich müssen sie damit rechnen, dass ein kleiner Windhauch zu Nackensteife, das falsche Essen zu sofortigem Durchfall oder ein unangenehmer Geruch zu Kopfschmerzen führen könnte. Deshalb hilft es ihnen sehr, wenn ich ihnen eine andere Sicht auf die Dinge anbiete und sage, dass das, was sie am meisten fürchten, nämlich schwer krank zu werden oder vielleicht gar schon zu sein, besonders unwahrscheinlich ist. Ich lade sie ein, und natürlich auch Sie, falls Sie sich davon angesprochen fühlen, die Empfindlichkeit als Geschenk anzunehmen und als Zeichen dafür, dass eine fantastische Verbindung zwischen Leib und Seele besteht. Nun gilt es nur noch, diese Verbindung konstruktiv zu nutzen und die Nachteile zu lindern. Das gelingt unter anderem, indem man ganz bewusst eine andere Form der Kommunikation mit dem Körper aufnimmt.

Leise mit dem Körper sprechen

Eine Verständigung über schmerzhafte und einschränkende Symptome muss nur dann erfolgen, wenn subtile Hinweise wie unangenehme Gefühle gewohnheitsmäßig übergangen werden. Ich schlage meinen Klienten also vor, einmal zu überprüfen, bei welchen Gelegenheiten es bei ihnen der Fall sein könnte, dass sie nicht auf ihre innere Stimme hören. Wenn man das in der Vergangenheit mehrmals gemacht hat, reagiert der Körper ähnlich wie ein kleines Kind, dem nicht zugehört wird. Sagt es mehrmals hintereinander leise »Mama« und wird so lange ignoriert, bis es lauter wird, begreift es schnell, dass es die ersten Versuche auch weglassen kann und am besten sofort laut schreit. Die Mutter wundert sich dann in der Regel darüber und kann sich nicht erklären, warum der Spross so ein Schreihals ist. Selbstverständlich kann der Prozess wieder in die Gegenrichtung gelenkt werden, indem man das Kind spielerisch einlädt, einmal zu probieren gaaaaanz leise zu reden, und ihm dann zeigt, dass man ihm da noch viel besser zuhört.

Genau das gleiche Spiel kann auch innerhalb des eigenen Systems sehr gut funktionieren. In einer Art Ritual kann man sich in Ruhe hinsetzen und mit dem Körper ein geistiges Gespräch führen, bei dem man ihm mitteilt, dass man sich zukünftig in ganz sanfter Lautstärke mit ihm unterhalten möchte. Er hat sich ja nur deshalb angewöhnt, sofort zu brüllen, weil er oft übergangen wurde. Hierfür kann man sich, wenn man möchte, auch entschuldigen. Versprechen Sie Ihrem Körper, in Zukunft auch hinzuhören, wenn er nur flüstert, und vereinbaren Sie mit ihm, mit welchen Signalen eine Verständigung erfolgen könnte. Machen Sie zum Beispiel den Vorschlag, statt der üblichen Schmerzen zunächst einmal nur ein leichtes Unwohlsein zu schicken oder eine Gänsehaut.

Darüber hinaus sollten Sie es sich zur Gewohnheit machen, mindestens einmal täglich ein kurzes Meeting mit ihm abzuhalten, ihn zu fragen, wie es ihm so geht, ob er Ihnen etwas mitteilen möchte oder ob Sie etwas Bestimmtes für ihn tun können. Wenn Sie eine Möglichkeit finden, eine gute Kommunikationsbasis mit Ihrem Körper aufzubauen, werden Sie keine stärkeren Symptome mehr brauchen.

Diese Herangehensweise enthält einen weiteren, nicht unwesentlichen Aspekt, den ich bisher nicht erwähnt habe. Sehr wahrscheinlich gehörte es zu Ihren bisherigen Mustern, Ihren Körper ähnlich zu verwenden wie ein Sportgerät. Ganz selbstverständlich sind Sie davon ausgegangen, dass er zu funktionieren hat, und hat er es einmal nicht getan oder nicht exakt so, wie es Ihrer Vorstellung entsprach, durfte er kaum auf Verständnis hoffen. Er wurde beschimpft, vielleicht sogar gehasst, und ihm wurde misstraut. Kennen Sie das Gefühl, wenn man Ihnen etwas Böses unterstellt, was Sie nicht im Entferntesten im Sinn hatten? Ich habe durchaus den Eindruck, dass der Körper auch eine »Persönlichkeit« hat und es ihm sehr guttut, wenn man ihm vertraut und wertschätzend mit ihm spricht. Dadurch, dass Sie sich ihm so zuwenden, werden Sie eine völlig andere Beziehung zu ihm aufbauen.

Nehmen Sie das neue Körperverhalten, wenn Sie möchten, zu Ihren Zielen dazu. Am besten legen Sie sich ein Büchlein oder kleines Heft zu, in dem Sie all Ihre Visionen festhalten, damit sie nicht in Vergessenheit geraten. Notieren Sie bitte auch das, was Sie im Moment noch als völlig unrealistisch betrachten. Und verwerfen Sie jeden Gedanken, der in die Richtung geht, dass das alles viel zu viel sei und Sie es unmöglich schaffen können. Schließlich ist alles dem einen großen Traum untergeordnet, ein rundum glücklicher und gesunder Mensch zu sein, und selbstverständlich wird Ihnen das gelingen.

Mit dem Geist sanft die Führung übernehmen

Kommen wir noch einmal zurück zur Gesprächsbasis mit Ihrem Körper. Praktische Handlungen, die Sie umgehend durchführen können, habe ich Ihnen ja schon genannt: die regelmäßigen Gespräche mit ihm und das Hinhören, wenn er Ihnen etwas zuflüstert. Doch Achtung: Sie sollen sich nicht von ihm herumkommandieren lassen und Ihre Bedürfnisse den seinen unterordnen. Zum besseren Verständnis gestatten Sie folgenden Vergleich. Es versteht sich von selbst, dass Sie Ihr Kind lieben und sich gut darum kümmern sollten; stets muss gewährleistet sein, dass seine echten Bedürfnisse erfüllt sind. Sie sollten jedoch nicht rund um die Uhr nach seiner Pfeife tanzen und auf all Ihre eigenen Wünsche verzichten, Ihr Kind könnte sich sonst zu einem kleinen Tyrannen entwickeln. Ich habe oft Kunden, die jahrelang mit Ihrer Gesundheit Schindluder getrieben haben, sich extremem Stress ausgesetzt, sich ungesund ernährt oder zu viele Genussmittel konsumiert haben. Irgendwann kam der Zusammenbruch und sie durften lernen, auf ihren Körper zu hören, sich ihm bisweilen sogar unterzuordnen. So mancher verfällt dann aber ins andere Extrem. Dann heißt es zum Beispiel: »Ich brauche alle vier Stunden meine warme Mahlzeit« oder »Nicht böse sein, dieses Wasser kann ich nicht trinken, ich bin ein anderes gewöhnt.« Hier darf man sich dann gerne wieder die Frage stellen, ob man das wirklich möchte. Frei fühlt sich eine solche Haltung für mich nämlich nicht an. Sofern seine Grundbedürfnisse erfüllt werden und eine gute Kommunikationsbasis herrscht, erwarte ich mir von meinem Organismus durchaus, dass ich ihm auch einmal etwas zumuten kann, wie das in einem guten Team eben der Fall ist. Da kann nicht immer nur einer den Ton angeben. Man verständigt sich, und wenn einer der Partner etwas braucht, heißt das nicht, dass der andere sofort alles fallen lässt; er wird es auch nicht völlig ignorieren oder gar wütend werden, sondern sich einfach kurz die Zeit nehmen, um zu sagen: »Im Moment ist es gerade ungünstig. Würde es dir passen, wenn wir in zwei Stunden darüber reden?«

Wenn Sie zum Beispiel das nächste Mal Kopfschmerzen bekommen und noch etwas zu erledigen haben, versuchen Sie doch einmal, mit Ihrem Kopf einen zeitlichen Aufschub auszuhandeln. Vereinbaren Sie einen konkreten Zeitpunkt, wann Sie sich ihm zuwenden können, und dann schenken Sie ihm zur vereinbarten Zeit auch Ihre volle Aufmerksamkeit. Sie werden überrascht sein.

Im Übrigen ist es nicht nur für die besonders sensiblen Menschen eine gute Idee, die Kommunikationsbasis mit ihrem Körper zu verbessern. Da der Organismus der (vermeintlichen?) Rossnaturen sich ohne große Not eher selten äußert, kann es für sie besonders wertvoll sein, sich ihm regelmäßig zuzuwenden und freiwillig gut für ihn zu sorgen.

Die Empfindlichen erfahren eine weitere Erleichterung, indem sie ihre Sensibilität auf anderer Ebene ausleben. Es hat einen Grund, warum jemand besonders feinfühlig ist; in der Regel ist das Teil seiner Bestimmung. Wird die nicht gelebt und das Talent womöglich gar als negativ gewertet und unterdrückt, drängt es sich erst recht auf und wird schließlich übermächtig. Deswegen ist es in jedem Fall ein guter Schritt, die bisherige Haltung zu überprüfen und einmal davon auszugehen, dass die Lage, in der man sich befindet, nicht einfach ein großer göttlicher Irrtum ist, sondern durchaus ihren Sinn hat. Wenn etwas Sie sehr belastet, fragen Sie sich doch einfach einmal: »Was ist das Beste an diesem Zustand? Was davon könnte ich für mich nutzen?«

Wie sich eine veränderte Haltung auswirken kann

Ich möchte Ihnen noch die Geschichte meiner Klientin Anja erzählen, für die sich allein durch eine veränderte Sicht auf die Dinge schon vieles bessern konnte. Sie war Mitte dreißig und kontaktierte mich, weil sie seit Jahren an einem Hashimoto-Syndrom und regelmäßigen Darmentzündungen litt. Durch eine Ernährungsumstellung und konsequente Arbeit mit diversen Therapeuten hatte sie viel über sich erfahren und auch durchaus Verbesserungen erzielt, der Durchbruch war aber ausgeblieben. Sie hatte jetzt wieder das Gefühl zu stagnieren und seit einigen Wochen zudem eine sehr unangenehme Vaginalentzündung. Anja war ein wenig frustriert darüber, dass sie trotz all ihrer Bemühungen immer noch neue Symptome entwickelte, anstatt endlich gesund zu werden. Als ich sie fragte, welche Beschwerden sie gehabt habe, als vor etlichen Jahren das Hashimoto-Syndrom bei ihr diagnostiziert wurde, sagte sie, dass sie damals absolut nichts gemerkt habe. Sie habe sich nur untersuchen lassen, weil bei ihrer Mutter Hashimoto festgestellt worden war, und dann habe sich gezeigt, dass auch bei ihr diese Autoimmunerkrankung schon relativ weit fortgeschritten war und die Schilddrüse deutliche Auflösungserscheinungen zeigte. Da klingelte es bei mir. Es spricht für eine gewaltige Dissoziation zwischen Körper und Seele, wenn man eine Erkrankung, die schlimmstenfalls sogar tödlich enden kann, so lange nicht spürt. Dagegen war die Vaginalentzündung, unter der sie aktuell am allermeisten litt, überhaupt nicht bedrohlich, wohl aber sehr lästig und forderte nahezu Anjas gesamte Aufmerksamkeit. Ich fragte sie, ob es sein könne, dass sie in der Zwischenzeit wieder gelernt habe, sich wahrzunehmen. Tatsächlich bestätigte mir Anja, dass sie lange nur schwer Zugang zu ihren Gefühlen gefunden habe und sich in letzter Zeit viele Türen aufgetan hätten. Genau das spiegelte ihr Körper. Natürlich steckte ein Thema hinter ihrer Vaginitis, aber kein großes, sondern ein kleines, dringendes, das relativ leicht behoben werden konnte. Die ebenfalls dahintersteckende Grundbotschaft, dass sie auf einem guten Weg war und mit all ihrer konsequenten Arbeit sehr wohl etwas erreicht hatte, weil sie ihren Körper und ihre Psyche wieder ganz anders wahrnahm, gab ihr letztlich die notwendige Motivation weiterzumachen.

Seit unserem ersten Gespräch ist jetzt ziemlich genau ein Jahr vergangen. Anja hat weiterhin geübt, mit all ihren verdrängten Gefühlen in Kontakt zu kommen, sie bewusst zu spüren und die Verantwortung dafür zu übernehmen. Sie hat wichtige Schritte in Bezug auf die Verwirklichung ihrer Lebensaufgabe unternommen, und sie hat über viele Monate fleißig entgiftet: unter Verwendung eines Trampolins. Als wir uns kennenlernten, fühlte sie sich schwach und konnte nur wenige Minuten auf dem Trampolin schwingen. Danach hatte sie jedes Mal das dringende Bedürfnis, ein Basenbad zu nehmen. Ganz langsam konnte sie im Laufe der Zeit die Bewegung steigern, bis sie eine halbe Stunde kräftig springen konnte, und immer führte sie unmittelbar im Anschluss Entgiftungsmaßnahmen wie Bäder oder Einläufe durch. Das ist äußerst sinnvoll, weil durch sportliche Betätigung und vor allem das Trampolinspringen, das den Lymphfluss immens aktiviert, viele Stoffe aus dem Gewebe mobilisiert werden, die so sofort ausgeschieden werden können.

Vor etwa drei Wochen rief sie mich an, um mir mitzuteilen, dass es ihr sehr gut gehe und der Arzt ihr gesagt habe, wenn er nicht wüsste, wie ihre Schilddrüse einmal ausgesehen habe, würde er es nicht glauben, weil sie jetzt nahezu normal wirke. Ein wunderschöner Beweis dafür, dass Unmögliches möglich wird, wenn man daran glaubt und entschlossen sein Ziel verfolgt.

Denken Sie stets konstruktiv

Natürlich reicht es nicht, nur die Beschwerden oder schlimmsten Probleme auf andere Art zu interpretieren; es sollte zu Ihrem neuen Hobby werden, von jeder Angelegenheit die weiße Seite zu sehen und auch noch in den unangenehmsten Dingen einen Nutzen zu erkennen. Ich erinnere mich an Helga, an eine Klientin, die mir stets die schlimmsten Horrorstorys erzählte und dabei ganz verzweifelt war, weil bei ihr das positive Denken nicht fruchtete. Wenn sie sprach, klang das ungefähr so: »Alexandra, du kannst es dir nicht vorstellen, wie unglaublich mir das wehgetan hat. Da war ein dermaßen stechender Schmerz, dass ich wirklich meinte, ich müsste auf der Stelle tot umfallen. So etwas habe ich noch nicht erlebt, und ich habe wirklich schon viel durchgemacht, aber es scheint so, als könnte ich tun, was ich will, es hilft einfach nichts. Und ich habe mich mit diesen unglaublichen Schmerzen hingesetzt und mir unter Tränen immer wieder gesagt: ›Helga, denk positiv, du musst positiv denken‹, aber es hat nichts geholfen.«

Also, das ist bestimmt nicht das, was ich mit positivem Denken meine. Ich möchte Sie vielmehr dazu einladen, möglichst gründlich all Ihre negativen Formulierungen durch positive oder zumindest neutrale zu ersetzen. Das erreichen Sie nicht auf Knopfdruck, aber nehmen Sie es sich zum Ziel, und dann beginnen Sie, einzelne Gedanken, die Sie oft denken, entsprechend umzuwandeln.

Wenn Sie einen Schmerz beschreiben wie Helga, wird er nicht nachlassen. Wenn Sie nicht gerade beim Arzt oder beim Therapeuten sitzen, der unbedingt im Detail wissen sollte, was mit Ihnen los ist, müssen Sie überhaupt nicht von Ihren Schmerzen sprechen; sprechen Sie doch lieber von etwas Angenehmem. Und wenn Sie tatsächlich in einer Praxis sind, können Sie sich immer noch auf die Information beschränken, dass Sie ein Ziehen oder ein Drücken empfinden. Warum sich hineinsteigern? Achten Sie auch darauf, wie Sie Ihre ersten Gedanken formulieren, wenn Sie spüren, dass da etwas kommt. Neigen Sie zu Dramatik? Wenn ja, versuchen Sie einmal, gelassen zu bleiben. Es gibt unendlich viele verschiedene Arten, etwas auszudrücken. Sie können übertreiben, sachlich bleiben oder auch untertreiben, und natürlich können Sie die positiven Aspekte hervorkehren, auch wenn Sie die vielleicht erst suchen müssen.

Anstatt »Das ist eine Katastrophe« könnten Sie sagen oder denken: »Das kommt ein bisschen ungelegen.« Noch besser wäre: »Mal sehen, was das Gute daran ist.« Meine Großmutter, die eine sehr kluge Frau war und wie alle Großmütter schwere Zeiten hatte überstehen müssen, blieb immer ruhig, wenn die anderen jammerten, und meinte nur: »Man weiß nie, wofür es gut ist.«

Sie können auch Ihren Tonfall und Ihr Sprechtempo variieren. Je schneller Sie sprechen und je höher Ihre Stimme ist, umso belastender wirkt es sich auf Ihr Gefühlsleben aus. Möglichst ruhig und neutral zu bleiben, wird nicht nur Ihnen guttun, sondern auch Ihren Beziehungen. Ihre Botschaften kommen viel besser bei Ihren Gesprächspartnern an, wenn Sie sie wenig emotional übermitteln. Wer im Gefühlsrausch ist, wird in der Regel nicht wirklich ernst genommen.

Für den Anfang ist es wie immer das Beste, wenn Sie mit wenig herausfordernden Situationen üben und sich den konstruktiveren Umgang mit Ihren echten Beschwerden und großen Problemen für einen späteren Zeitpunkt aufheben, wenn Sie schon etwas mehr Erfahrung haben.

Achten Sie auf Ihr ganz normales Alltagsgeplapper, auf die scheinbar unbedeutenden Dinge. Wie denken Sie über das Wetter, wie über sich, wenn Sie in den Spiegel blicken, wie über Ihren Partner und über Ihre Arbeit? Gäbe es in diesen Bereichen Verbesserungsbedarf? Wie könnten Sie die Dinge sachlicher ausdrücken und fast das Gleiche ausdrücken? »Ich verzeihe ihm nie, dass er das gemacht hat« könnte zu »Das war keine gute Idee von ihm« werden oder »Er hat es sicher gut gemeint«. Ersetzen Sie »Ich kann einfach nicht mehr« lieber durch »Ich gönne mir mal eine kleine Pause«.

Starten Sie positiv in den Tag

Was ist Ihr erster Gedanke, wenn Sie morgens aufwachen? »Bitte nicht, ich will noch schlafen« oder »Das wird ein toller Tag, ich freu mich darauf!«?

Mehr als drei Jahrzehnte lang hatte ich es automatisiert, dass mir unmittelbar nach dem Aufwachen in rasender Geschwindigkeit alle Dinge eingefallen sind, die mir am bevorstehenden Tag schrecklich erschienen. Schon als Kind war das so. Da fiel mir ein, dass ich mich mit meiner Freundin gestritten hatte und nicht wusste, wie ich heute mit ihr umgehen sollte, dass ich noch bei irgendwem die Hausaufgaben abschreiben musste, und Mist, heute war ja Nachmittagsunterricht. Mit zunehmendem Alter wurden die Dinge, die mich erwarteten und wenig erfreuten, eher mehr statt weniger, nur eines blieb immer gleich: Ich hatte morgens noch nicht einmal meinen Kopf hochgehoben und stand bereits voll unter Stress. Kein Wunder, dass ich jeden Morgen hochgradig unleidlich war, sodass meine Mutter sich schon früh angewöhnte, mir mein Pausenbrot und mein Frühstück am Vorabend vorzubereiten, um nicht mehr mit mir aufstehen zu müssen. »Ich stehe doch nicht auf, um mich die ganze Zeit anmotzen zu lassen.« Ja, ich war lange Zeit bekannt für mein überaus »sonniges Grundnaturell«.

Das hat sich mittlerweile gebessert, unter anderem deswegen, weil ich am Morgen anders starte. Irgendwann fasste ich den Entschluss, dass mein erster Gedanke sein sollte: »Worauf freue ich mich heute am meisten?« Rückblickend glaube ich, dass es fast ein Jahr gedauert hat, bis mir das wirklich automatisch in den Sinn kam; das alte Muster war überaus hartnäckig. Immer wieder kamen mir die bevorstehenden Schwierigkeiten in den Sinn, und immer wieder sagte ich: »Stopp. Ich will mir lieber überlegen, worauf ich mich freue.« Vielleicht wollen auch Sie sich ganz bewusst entscheiden, mit welchen Gedanken Sie künftig in den Tag starten wollen.

Was ich außerdem gerne mache – meist während ich vom Schlafzimmer ins Bad stolpere –, ist, ein Morgengebet zu sprechen. Besser gesagt, ich singe es, denn ich habe es mit einer simplen Melodie vertont. Es klingt vielleicht ein wenig kindisch, bringt mich aber in gute Stimmung. Und das allein zählt. Auch wenn es mir ein wenig peinlich ist, möchte ich es Ihnen anvertrauen; vielleicht kann ich Ihnen damit ja die Hemmung nehmen, selbst einen Versuch zu starten. Und ich bin mir sicher, Sie kriegen es besser hin. Meines geht so:

»*Guten Morgen, liebes Leben, guten Morgen, schönes Haus. Guten Morgen, Glück und Freude, ich kost euch heut richtig aus. Danke für so vieles Schöne, danke für das große Glück, und mit allem, was ich tue, geb ich euch davon zurück.*«

Inspiriert wurde ich von einem Zitat des persischen Mystikers Rumi, der einen ähnlichen Inhalt etwas malerischer wiedergeben konnte:

»an einem Tag, an dem der Wind perfekt ist,
das Segel sich nur zu öffnen braucht
und die Welt voller Schönheit ist.
Dieser Tag ist heute.«

Aber es geht hierbei in erster Linie ja nicht um die große Kunst der Poesie, sondern vielmehr um die vielleicht noch viel größere Kunst, ein glücklicher Mensch zu sein. Da ist es sogar hilfreich, ein wenig kindisch zu sein. Außerdem müssen Sie Ihre Version auch nicht öffentlich vortragen.

Negative Programmierungen können sehr hartnäckig sein

Trotz meiner jahrelangen umfassenden Bemühungen, mein Denken durch und durch zu positivieren, bemerke ich immer noch oft, dass ich in Gedanken oder sogar in Gesprächen Dinge wiederhole, die mein System in eine falsche Richtung steuern. Bevor ich mich zum Beispiel aufraffte, täglich intensiv an diesem Buch zu arbeiten, verbrachte ich mehrere Wochen in der Haltung: »Ich blockiere mich noch und finde immer tausend Dinge, die gerade wichtiger sind. Sogar meine Klienten spielen mit und schicken mir unendlich viele Anfragen, sodass am Ende des Tages wieder keine Zeit übrig bleibt. Ich weiß zwar schon, was ich schreiben möchte, aber es will noch nicht so richtig fließen. Scheinbar ist noch nicht die richtige Zeit dafür.« Als ich das zum wahrscheinlich fünfzehnten Mal jemandem so erzählte, fiel mir auf, was ich da tat. Schleunigst programmierte ich mich also um und dachte, sooft es ging, etwa Folgendes: »Es macht mir nichts mehr Freude, als dieses Buch zu schreiben. Wenn ich gerade etwas anderes tue, freue ich mich schon darauf, endlich wieder weiterzuschreiben. Jedes Mal, wenn ich mich an meinen Schreibtisch setze, sprudeln die Worte nur so aus mir und meinen Fingern heraus ...«

Eines meiner derzeit wichtigsten Projekte ist, dass ich es schaffen möchte, alles mit Genuss zu tun. Ich habe keine Lust mehr, irgendwelche Tätigkeiten zu verrichten und dabei im Stillen vor mich hin zu grummeln. Wenn mir etwas absolut keine Freude macht, überprüfe ich, ob ich es delegieren kann, und wenn das nicht geht und es nun mal getan werden muss, dann darf (hier stand vorher ein »muss«, ich habe es ausgebessert …) ich es mir eben schmackhaft machen. Wenn ich mich wirklich bemühe, gelingt mir das immer, und es fühlt sich sehr gut und frei an, auch die Dinge gerne zu tun, die mich früher sehr viel Kraft gekostet haben. Wenn ich manchmal noch stinkig bin, dann nur, weil ich vergessen habe, meine Gedanken bewusst zu wählen.

Wirklich schlimme Dinge stehe ich durch, indem ich es mir zum Ziel setze, Gott und dem Leben zu vertrauen, und mir immer wieder sage, dass ich nicht zu beeinflussen brauche, was ich nicht beeinflussen kann. Ich mache mir klar, dass ich den Gesamtzusammenhang nicht sehe, denn ich kann ja nie wissen, wofür eine bestimmte Erfahrung für mich oder jemand anderes wichtig ist oder warum eine Seele schon weiterziehen musste. Wenn ich aus meinem Widerstand überhaupt nicht herauskomme, stelle ich mir vor, wie ich trotzig und wütend vor Gott auf und ab springe und ihn beschimpfe, weil er schon wieder alles falsch gemacht hat und mich nie nach meiner Meinung fragt, bevor er wichtige Entscheidungen trifft. Das ist dann meist der Moment, in dem ich mich entspannen kann. Ich muss nichts tun, und ich muss nichts entscheiden. Es ist, wie es ist, und für irgendetwas ist es gut. Vielleicht werde ich es sogar irgendwann verstehen; und wenn nicht, ist es auch in Ordnung.

Das heißt aber nicht, dass ich niemals Schmerzen leide. Natürlich tue ich das, aber ich versuche, es mit möglichst wenig Widerstand zu tun, und ich bin stolz darauf, dass es mir zunehmend gelingt, mir viel *unnötiges* Leid zu ersparen, indem ich Geschehnisse in meinem Leben bewusst so interpretiere, wie es mir nützt.

Zum Abschluss des Kapitels möchte ich Ihnen noch eine nette Geschichte erzählen, die beweist, dass die geistige Haltung über die Materie herrscht.

Eine gute Freundin meiner Mutter hatte eine Großmutter, die sich zur Zeit des Zweiten Weltkrieges mit knapp zwanzig Jahren eine schwere Knieverletzung zugezogen hatte, die nie wieder verheilte. Mehr als fünfzig Jahre lang zog sie das Bein ein wenig nach, weil ihr Knie vollkommen steif war. In ihren Siebzigern entwickelte sie dann jedoch eine schwere Demenz und konnte plötzlich wieder völlig normal gehen. Trotz ihres fortgeschrittenen Alters bewegte sich die Dame bis zu ihrem Tod so, als hätte ihrem Knie nie etwas gefehlt. Ich finde das wirklich erstaunlich, weil man ja glauben könnte, dass ein Gelenk, das seit fünf Jahrzehnte nicht mehr im Einsatz war, sich so verändert hat, dass es tatsächlich nicht mehr zu gebrauchen ist. Doch es reichte offensichtlich, dass durch die Demenz quasi die Verbindung zwischen Soft- und Hardware unterbrochen und die Verletzung vergessen wurde, damit die Bewegungseinschränkung und die Schmerzen komplett verschwanden.

Ich lade Sie ein, nicht darauf zu warten, bis Sie die Dramen Ihres Lebens vielleicht einmal vergessen. Nutzen Sie die Kraft Ihres Geistes jetzt, und befreien Sie sich Schritt für Schritt aus Ihrem Leid.

Durchbrechen Sie Ihre Widerstände!

Wann waren Sie das letzte Mal frisch verliebt?

Haben Sie da wohl ein wenig taktiert, sich nicht sofort anmerken lassen, wie stark Sie am anderen interessiert waren?

Die Liebe ist einer von vielen Lebensbereichen, in denen wir den goldenen Mittelweg lernen dürfen. So ist es einerseits sinnvoll, dem potenziellen Partner unser Interesse zu zeigen. Andererseits machen wir aber auch die Erfahrung, dass es nach hinten losgeht, wenn wir unser Ziel mit spürbarem Nachdruck zu erreichen versuchen. Das Schlimmste, was passieren kann, ist, dass sich unser »Objekt der Begierde« verfolgt oder bedrängt fühlt.

Vielleicht kennen Sie jemanden, der schon länger auf der Suche nach einer Beziehung ist, vielleicht sind Sie es sogar selbst. Meist kann man in solchen Fällen das Phänomen beobachten, dass Vertreter des anderen Geschlechts das irgendwie zu spüren scheinen und bereits den Versuch einer Annäherung abblocken. Oft kommt derjenige gar nicht einmal dazu, etwas falsch zu machen, weil schon vorher alle vor ihm Reißaus nehmen. Bedürftigkeit ist einfach verdammt unsexy.

Ausrichtung ist gut, Verbissenheit ist kontraproduktiv

Auch in anderen Zusammenhängen führt Verbissenheit in der Regel nicht zum gewünschten Ergebnis. Wie oft wollten Sie etwas unbedingt haben und haben es erst bekommen, als es Ihnen längst egal geworden war?

Oder haben Sie schon versucht, einer Situation aus dem Weg zu gehen, nur, um sich dann doch immer wieder damit konfrontiert zu fühlen?

Ich bin mir sicher, dass man wirklich alles erreichen kann, aber nur, wenn man dabei locker bleibt. Umgekehrt gilt genauso, dass jede kopflose Flucht zum Scheitern verurteilt ist. Schon in der Einleitung zu diesem Buch habe ich eines der wichtigsten Lebensgesetze überhaupt angedeutet. Erinnern Sie sich, dass ich Sie eingeladen habe, Dinge zu tun, die Ihnen abstoßend erscheinen? Der Himmel liegt jenseits der größten Angst und des größten Widerstandes. Der Himmel schmeckt nach Freiheit, und die Freiheit gibt es erst, wenn ich aufhöre, zu kontrollieren und dem Leben Vorschriften zu machen. »Das will ich, das will ich nicht, und das soll bitte auf gar keinen Fall passieren ...« Das ist alles andere als frei – und gerade der letzte Satz ist quasi ein Garantieschein. Denn das, was man am meisten vermeiden will, passiert erst recht. Viel zu oft beschäftigt man sich schließlich gedanklich damit und schwingt sich genau darauf ein.

Was man von klein auf lernt, ist das genaue Gegenteil: Es gilt, den Schmerz zu vermeiden, bei sich und bei anderen. Auf die Herdplatte zu greifen tut weh, also macht man es nicht wieder. Wer gemerkt hat, dass es bei Mama überhaupt nicht gut ankommt, die Wand wunderschön zu bemalen, lässt es in Zukunft bleiben. Wenn man jemanden nicht mag, spielt man nicht mit ihm. Man lernt zu planen, sich also auszumalen, wie die Dinge sein sollen, und wenn sie dann doch anders laufen, wird das als höchst unangenehm empfunden. Der typische nächste Schritt ist dann, sich noch mehr anzustrengen, damit es beim nächsten Mal so ausgeht wie geplant. Sonst tut es ja wieder weh.

Das ist scheinbar logisch, und so scheint das Leben zu funktionieren. Aber irgendwie nicht auf Dauer. Immer wieder macht man die Erfahrung, dass Abläufe, die jahrelang funktioniert haben, plötzlich nicht mehr funktionieren, dass einen das Leben immer wieder in Situationen bringt, in denen man eingeladen ist, Überzeugungen zu hinterfragen und andere Wege zu gehen.

Aus meinem eigenen Leben kann ich Ihnen unzählige Beispiele berichten. So habe ich mit Begeisterung mein schulmedizinisches Studium absolviert und hatte keine Sekunde den Eindruck, einen falschen Weg eingeschlagen zu haben. Nach der Ausbildung musste ich jedoch erleben, dass die Medizin, von der ich so überzeugt gewesen war, mir bei meinen eigenen Beschwerden nicht helfen konnte und ausgerechnet solche Methoden meine Heilung bewirkten, die ich bis dahin als unseriös verurteilt hatte. Das verwirrte mich zunächst sehr, bis ich verstand, dass ich eingeladen war, mich über die scheinbare Widersprüchlichkeit hinwegzusetzen. Es war nicht das eine falsch und das andere richtig für mich, sondern ich erkannte, dass meine Aufgabe darin bestand, mein Wissen aus beiden Bereichen zu kombinieren. Auch wenn ich heutzutage nicht mehr auf die Idee käme, Symptome schulmedizinisch zu unterdrücken, profitiere ich durch das Wissen über die Körperfunktionen doch täglich von meiner Ausbildung.

Es befreit ungemein, Grenzen zu überwinden

Ich bemerkte irgendwann, dass es mich umso mehr befreite, je schwerer es mir gefallen war, eine Grenze zu überschreiten. Manchmal rettete es mich richtiggehend.

In meinem ersten Buch »Der Kreis hat sich geschlossen: oder Das unendliche Glück« habe ich erzählt, wie ich von dem Moment an gesund werden konnte, als ich mich meiner allergrößten Angst stellte, anstatt mich weiterhin gegen sie zu wehren, wie ich es mehr als zehn Jahre lang getan hatte. Erst als ich meinen Symptomen erlaubte, für den Rest meines Lebens bei mir zu bleiben, und mir selbst eingestand, Beschwerden zu haben, konnte sich etwas verändern. Endlich verstand ich die Bedeutung des Zitates »Was ist, darf sein, und was sein darf, ändert sich«.

Auch im Zusammenhang mit dem Entgiften durfte ich unzählige Male meine Komfortzone verlassen. Sie können sich kaum vorstellen, wie sehr ich mich vor meinem ersten Einlauf gefürchtet habe. Und das war noch gar nichts gegen die Angst, die mich vor meiner ersten Leberreinigung überfiel. Noch heute, wenn ich wieder eine mache, flammt diese Angst manchmal kurz auf.

Immer wieder konnte ich meine Beziehung mit meinem Mann auf ein neues Level heben, wenn ich mich darauf besann, die Dinge nicht auf Biegen und Brechen auf meine Art durchzuziehen, sondern mir seine Herangehensweise selbst dann anzusehen, wenn sie mir zunächst widerstrebte. Dann öffnete auch er sich, und wir konnten aus den beiden verschiedenen Wegen meist einen völlig neuen finden, der uns beide bereicherte. Der größte Schritt meinerseits bestand wahrscheinlich darin, nicht mehr darauf zu bestehen, Probleme auszudiskutieren. Ich glaubte zwar, dass uns das unsere Beziehung kosten könnte, doch ich sah auch, dass er die Konfrontation nicht aushielt und dass die von mir erzwungenen Gespräche keine Ergebnisse brachten. Irgendwann gab ich nach und fand ein großes Stück Freiheit für mich darin, mich nicht mehr von meinem eigenen Muster regieren zu lassen und stundenlang auf ihn einzureden, nur um nicht das Gefühl zu haben, ersticken zu müssen. So lange, bis er entweder kapitulierte, indem er zumindest so tat, als hätte er verstanden, dass meine Sichtweise die einzig richtige war, oder aber die Kommunikationsbasis für Wochen gründlich gestört war.

Während ich mit meinem früheren Verhalten quasi sagte: »Geh bitte endlich aus deinem Muster raus, sonst muss ich aus meinem Muster raus«, kann ich mir heute denken »Wie schön, dass er glauben kann, was er will, und dass es nicht mein Job ist, ihm die Welt zu erklären.« Womöglich bin ich da nämlich gar nicht kompetent.

Heute freue ich mich, wenn es mir zuerst gelingt, »auszusteigen« und wieder frei zu sein.

Das hat übrigens überhaupt nichts mit Nachgeben zu tun. Erstens geht es nicht ums Gewinnen, weil in Wahrheit immer entweder beide verlieren oder keiner. Außerdem bin ich nicht konfliktscheu, ganz im Gegenteil. Für mich war es wichtig zu lernen, auch andere Herangehensweisen als meine zu akzeptieren, selbst oder vielleicht gerade dann, wenn es mir wirklich wichtig ist. Für jemanden, der gewohnheitsmäßig klein beigibt, sieht die Sache anders aus; derjenige sollte lieber lernen, mal auf den Tisch zu hauen. Ziel ist es übrigens nicht, sich zu verändern, sondern nur, das Verhaltensrepertoire zu erweitern, also nicht nur eine Möglichkeit zu kennen, mit bestimmten Dingen umzugehen; die eigenen Standpunkte auch hinterfragen und sogar loslassen zu können und von anderen bereitwillig dazuzulernen.

Einen weiteren Durchbruch erzielte ich auf beruflicher Ebene, als ich nämlich gleich mehrere meiner Widerstände durchbrach. Einer davon bestand darin, Kollegen weiterzuempfehlen. Lange Zeit erschien mir das absolut widersinnig. Ich wollte schließlich, dass die potenziellen Kunden zu mir kamen, wie konnte ich sie da an jemand anderen verweisen, nur weil der vielleicht in einer bestimmten Situation ein bisschen besser helfen konnte als ich? Zunächst einmal wollte ich es lieber selbst probieren. Doch sogar dann, wenn jemand etwas suchte, was ich wirklich nicht geben konnte, redete ich mir ein, dass es viel zu riskant wäre, eine Empfehlung auszusprechen. Schließlich konnte ich ja nicht wissen, ob derjenige mit der gebotenen Leistung wirklich zufrieden sein würde, und falls er es nicht wäre, nähme er mir die Empfehlung doch sicher übel.

Dem Verstand fehlt es ja selten an Argumenten, wenn es darum geht, sich wichtigen Lernschritten nicht stellen zu wollen. Immer wieder las ich davon, wie wichtig es sei, andere Selbstständige zu unterstützen. Marketingspezialisten sprachen von einem Netzwerk, das man aufbauen und in das man möglichst viel einbringen solle, wenn man erfolgreich sein wolle. Quellen mit eher spirituellem Hintergrund argumentierten mit dem sogenannten karmischen Gesetz, dass man immer erst anderen helfen müsse, um zu erreichen, was man selbst haben wolle. Die Anfangsinvestition, Sie wissen schon.

Doch ich glaubte, es besser zu wissen, alles in mir sträubte sich dagegen. Die Angst, selbst zu kurz zu kommen, wenn ich mich um andere kümmerte, war einfach zu groß – und genau sie war es, die mich vom Erfolg abschnitt. Es dauerte fast zehn Jahre, in denen meine Selbstständigkeit mehr schlecht als recht dahindümpelte, bis ich mich dazu entschließen konnte, doch einmal auszuprobieren, was die Fachleute sagten. Es ließ sich einfach nicht länger leugnen, dass es auf meine Art nicht funktionierte.

Wer nachgeben kann, beweist Vertrauen

Die Überwindung, Kollegen zu empfehlen, hat sich hundertfach gelohnt, allein schon für die Befreiung, die ich erlebte, als ich immer mehr das Gefühl entwickelte, jemand zu sein, der von allem, was er braucht, genug hat. Aber auch der Erfolg ließ nicht lange auf sich warten.

Und noch etwas durfte ich lernen: Geld für professionelle Hilfe auszugeben, obwohl ich das Gefühl hatte, es mir nicht leisten zu können. Egal, ob es sich um die Porträtfotos handelte, die ich trotz mindestens 27 laut lamentierender innerer Stimmen vom Fotografen machen ließ, anstatt wie in den Jahren zuvor meinen Mann zu bitten, mich abzulichten, um die erste ganz professionelle Website im Paket mit dem vorausgegangenen Positionierungscoaching oder um die Visitenkarten von der Grafikerin; jede einzelne Investition, die ich seither getätigt habe, habe ich innerhalb kürzester Zeit vervielfacht wieder eingespielt.

Auch vielen meiner Klienten hat es die lang ersehnte Heilung gebracht, ihren Standpunkt loslassen zu können. Eine Frau konnte endlich wieder schmerzfrei gehen, als sie von den erfolglosen Versuchen ablassen konnte, der Kinder wegen ihre Ehe aufrechtzuerhalten. Ein junger Mann dagegen erlangte seine volle Bewegungsfähigkeit zurück, als er nicht mehr fliehen musste, wenn in einer Beziehung so viel Nähe entstand, dass seine wunden Punkte berührt wurden.

Margits Schilddrüse erholte sich, als sie es endlich wagte, sich mit ihrem kreativen Talent zu zeigen, Silvias Blutdruck pendelte sich ein, nachdem sie trotz finanzieller Enge ihre gut bezahlte Vollzeitstelle gegen einen Halbtagsjob eintauschte. Das Problem mit dem Geld löste sich kurz darauf, als sie zu ihrem neuen Partner in dessen Haus ziehen konnte und keine Miete mehr zahlen musste.

Genau den Schritt zu gehen, der einem am allerschwersten fällt, vor dem man sich vielleicht sogar lange Jahre gefürchtet hat, kann unglaublich heilsam sein. Doch Achtung, ich möchte Sie hier noch einmal daran erinnern, nicht mit den größten Herausforderungen zu beginnen. Lernen Sie erst einmal im Kleinen, Ihr bisheriges Verhalten genussvoll loszulassen.

Bei Bedarf hilft das Leben aus der Stagnation heraus

Wer nicht freiwillig immer mal wieder seinen Standpunkt wechselt, dem scheint das Leben mit sanfter Gewalt nachzuhelfen. So durfte ich zum Beispiel schon viele Frauen kennenlernen, die sich hingebungsvoll für Mann und Familie aufopferten, die eigenen Bedürfnisse überhaupt nicht mehr richtig wahrnehmen konnten und sich dann plötzlich so heftig verliebten, dass sie von einem Tag auf den anderen genau das Leben verließen, das ihnen noch wenige Monate vorher als das einzig mögliche erschienen war. Ich habe Workaholics getroffen, die sich nach einer unerwarteten Kündigung nur noch dem Müßiggang widmeten und überrascht feststellten, dass sie das mindestens genauso glücklich machte wie zuvor die Arbeit, und umgekehrt auch Lebenskünstler, die sich plötzlich im Big Business wiederfanden und wohlfühlten. All diese Beispiele zeigen: Je mehr man von etwas überzeugt ist, umso höher ist die Wahrscheinlichkeit, dass man früher oder später die Gelegenheit bekommt, diese Überzeugung zu hinterfragen, weil das Gegenteil nämlich genauso richtig ist.

Schmerzhaft ist ein solcher Prozess vor allem dann, wenn man sich dagegen wehrt, während sich sogar die Dinge, die man auf den ersten

Blick verabscheut, als wertvolle Geschenke herausstellen, sobald man sich mit ihnen anfreundet.

Unsere Einteilungen in richtig und falsch, gut und schlecht sind sehr subjektiv. Sie können und sollen sich nicht dauerhaft aufrechterhalten. Wir sind eingeladen, uns zu öffnen.

Kennen Sie die alchemistische Idee, von der die alten Mystiker besessen waren? Viele von ihnen haben ihr Leben damit verbracht, nach der Formel zu suchen, mit der sich aus minderwertigem Metall Gold herstellen lässt.

Darin steckt eine wichtige Botschaft, die auf das gesamte Leben übertragen werden kann. Was ist erstrebenswerter: einen Goldklumpen zu finden oder Gold herstellen zu können? Natürlich Letzteres. Um Gold zu finden, brauche ich eine Menge Glück. Außerdem kann ich es wieder verlieren, oder es kann mir gestohlen werden. Allein schon, wenn ich mich wieder auf die Suche mache und kein weiteres Edelmetall finde, werde ich enttäuscht sein.

Doch wenn ich es selbst herstellen kann, aus den Metallen, von denen ich umgeben bin, ist kein König der Welt reicher als ich. Ich habe mein Glück in der Hand.

Im übertragenen Sinn bedeutet das: Das Glück zu suchen kann ziemlich schwierig sein, und ich werde mich in vielen Fällen nicht dauerhaft daran erfreuen können. Wenn es mir aber gelingt, mir mein persönliches Glück selbst zu »basteln«, aus dem, was mir begegnet, womöglich aus dem, was anderen minderwertig erscheint, dann bin ich frei.

Mein Blick ist geweitet. Ich bin nicht fixiert auf etwas ganz Bestimmtes und blende nicht einfach alles aus, was nicht beim ersten Hinsehen meinem Geschmack entspricht. Ich bin neugierig und bereit, mich spielerisch auszuprobieren.

Ausrichtung und Flexibilität sind keine Widersprüche: Steht das nicht im Widerspruch zu dem, was Sie im ersten Kapitel gelesen haben, als ich Ihnen empfohlen habe, sich auf ein konkretes Zielbild auszurichten?

Tja, das ist der Trick: Alles ist halb richtig und halb falsch. Es ist gut, sich auf etwas auszurichten, aber nicht verbissen zu werden, sonst drängt man es weg. Die Ausrichtung sollte vertrauensvoll sein, nicht zweifelnd, ängstlich, kontrollierend und abhängig.

Das Vertrauen sollte sich auch darin zeigen, dass man zwar ein konkretes Ergebnis im Auge hat, den Weg dorthin aber dem Leben überlassen kann. Wenn ich meine interne Suchmaschine auf das programmiert habe, was ich mir wünsche, darf ich mich auch wieder vertrauensvoll hingeben und muss nicht alles hinterfragen, was sie ausspuckt.

Ich erlebe sehr oft, dass meine Klienten vorgeben, unbedingt ein Ziel erreichen zu wollen. Sie geben zwar an, keine Ahnung zu haben, wie sie es jemals erreichen könnten, was sie meist aber durchaus zu wissen glauben, ist, wie es *nicht* gehen kann. Wenn man ihnen nämlich Vorschläge macht, werden meist schon die einfachsten von ihnen ausgeschlagen. Teilweise mit beeindruckenden Argumenten.

So kann kein Wasser getrunken werden, weil das aus der Leitung in der Wohngegend qualitativ schlecht ist und der Rücken es nicht erlaubt, dass es in Kisten nach Hause gebracht wird.

Mehr Bewegung ist leider überhaupt nicht machbar, da mangelt es an der nötigen Zeit, und die Ernährung umzustellen, wie soll das gehen, wenn man Familie hat? Vielleicht jeden Tag zweimal kochen? Also, bei aller Liebe ... Die Finanzen werden auch besonders gerne als Ausrede genommen. Den Therapeuten, der einer Freundin so gut geholfen hat, den kann man sich leider wirklich nicht leisten. Das leuchtet doch ein, oder?

Das ist eine andere Art, wie sich Widerstand zeigen kann. Widerstand, der dem Betroffenen oft gar nicht bewusst ist. Es gibt keinen fixen Standpunkt, den man nicht hergeben will, ganz im Gegenteil, man zeigt sich betont veränderungswillig. Die äußeren Umstände sprechen nur leider ganz offensichtlich gegen bestimmte Schritte.

Manchmal ist es auch nur so ein Gefühl, Sie wissen schon, so ein subtiles, das man gar nicht gut begründen kann. Man hat die Nase voll von seinen Beschwerden und beschließt, endlich gesund werden zu wollen.

Kaum ist der Entschluss gefasst, beginnen sich Wege und Möglichkeiten zu zeigen. Die Nachbarin hat zufällig gerade ein Buch gelesen, man stolpert über den Artikel eines Heilpraktikers, hört von einer neuen Methode, die alten Laufschuhe tauchen wieder auf. Doch irgendwie ist das alles nicht das Richtige. Man spürt, es muss noch etwas anderes geben.

Oft werden sogar erste Schritte unternommen, das Buch gelesen, der Therapeut aufgesucht, basisch gebadet, der Zucker weggelassen, ein bisschen gejoggt, aber gerade so lange, dass es noch keine Wirkung zeigt. Bis man leider feststellen muss, dass das auch nicht die Lösung war.

Widerstände zeigen sich an strategisch wichtigen Punkten

Ein Widerstand meldet sich stets genau deswegen, weil ein sehr, sehr weiser Teil in uns genau weiß, dass nichts mehr so sein wird, wie es einmal war, wenn wir an der Stelle nicht sofort stehen bleiben.

Jedes System strebt größtmögliche Stabilität an. Veränderung ist gefährlich. Darauf sind wir evolutionsbiologisch programmiert. Gleichzeitig ist neben der Scheu oft auch eine gewisse Anziehungskraft zu spüren. Das Neue zieht uns gleichzeitig an und stößt uns ab. Einerseits wehren wir uns instinktiv dagegen, andererseits fühlt sich nichts so gut an, wie wenn wir etwas zum ersten Mal tun. Und je größer die Angst vorher war, umso angenehmer ist hinterher das Gefühl der Freiheit. Ich rate Ihnen, die automatisierte Gegenwehr, egal, wie sie sich äußert, nicht als Zeichen dafür zu sehen, dass das, was Sie da in Erwägung ziehen, das Falsche ist. Ganz im Gegenteil. Dass Sie es überhaupt in Erwägung gezogen haben, war das Zeichen Ihrer inneren Stimme, dass da der Weg langgeht, und die Angst ist jetzt ein weiteres Zeichen. Denn wovor sollten Sie sich fürchten, wenn nicht irgendwas in Ihnen genau wüsste, dass mit dem nächsten Schritt in diese Richtung wirklich etwas anders wird? Und das wollten Sie doch, oder?

Widerstände sind ein Ausdruck mangelnden Vertrauens in das Leben und in sich selbst. Man zweifelt daran, dass man sein Ziel jemals erreichen kann, und so wird automatisch jede sich bietende Gelegenheit, sich ihm zu nähern, infrage gestellt.

Was schätzen Sie, zu wie viel Prozent die Tipps, die ich meinen Klienten gebe, dankbar angenommen und unmittelbar umgesetzt werden gegenüber denen, nie zur Anwendung kommen? Ich kann Ihnen verraten, dass der Anteil von Ersteren gerade am Anfang der Zusammenarbeit bisweilen sehr gering ist, denn aus Mustern auszusteigen will geübt werden und braucht Unterstützung.

Kann es sein, dass Sie jetzt denken: »Auf mich trifft das nicht zu, ich habe bereitwillig alles ausprobiert, was man mir gesagt hat. Es hat nur nicht funktioniert«? Über derartige Sätze hatten wir schon im Kapitel über die Programmierung gesprochen. Es kann mehrere Gründe geben, warum etwas nicht fruchtet, vielleicht blättern Sie noch einmal dorthin zurück.

Bitte prüfen Sie einmal den folgenden Aspekt, ob er auf Sie zutrifft. Wenn Sie bei Tante Erna sehen, dass sie die ganze Zeit jammert, aber keine Lösungsvorschläge annimmt, es bei Ihrer Mutter ähnlich ist und vielleicht sogar bei Ihrem Partner, dann hat es einen Grund, warum Ihnen das auf die Nerven geht. Es könnte sein, dass darin ein wichtiger Hinweis für Sie verborgen ist, dass Ihre eigenen Widerstände zwar ein bisschen besser versteckt, dafür aber noch hartnäckiger sind als die der lieben Angehörigen.

Es mag sein, dass Sie glauben, bei Ihnen wäre das anders, dass Sie zu allem bereit sind und wirklich alles tun würden, wenn es nur hilft. Ich glaube Ihnen, dass es sich für Sie so darstellt, als würden Sie alles geben, aber schauen Sie einmal ganz genau hin. Könnte es sein, dass Sie sich Hindernisse auf Ihrem Weg kreieren, um im Endeffekt doch zum gleichen Ergebnis zu kommen wie Tante Erna: »Es funktioniert bei mir nicht«?

Wenn sich nichts bewegt, muss da ein Widerstand sein

Manchmal schreibe ich freche Artikel, in denen ich meinen Lesern den Spiegel vorhalte. Die Anlässe entnehme ich gern den Anfragen von Interessenten und Kunden, da nicht selten über einen bestimmten Zeitraum ein Thema gehäuft in meinem Posteingang auftaucht. So erhielt ich zum Beispiel mehrmals hintereinander die Bitte um Ratenzahlung beziehungsweise Preisreduktion oder sogar kostenlose Begleitung. Ich nahm das zum Anlass, etwas über Eigenverantwortung zu schreiben und wie wichtig es ist, die Investition für das, was man sich wünscht, nicht zu delegieren. Dabei sprach ich bei Weitem nicht nur von Geld, sondern generell vom Einsatz auf allen Ebenen. Für mich kommen Preisnachlässe nicht infrage. Erstens im Sinne der Gleichbehandlung all meiner Klienten und zweitens, weil ich die Menschen dorthin führen möchte, ihre eigenen Lösungen zu finden und sich mehr zuzutrauen. Ihnen ihre Verantwortlichkeiten abzunehmen würde sie hingegen in ihrer Bedürftigkeit und ihrem Mangel bestärken.

All das stand recht deutlich in diesem Artikel, der eine Menge bestärkendes, aber auch empörtes Feedback hervorrief. Ganz offensichtlich hatte ich die Gemüter bewegt, doch durch meine Arbeit, in der ich mit meinen Fragen so manchem gelegentlich auf den Schlips trete, habe ich ein dickes Fell entwickelt.

Es gab jedoch auch eine Reaktion, die mich riesig freute: Kaum eine halbe Stunde nachdem ich den Beitrag über die sozialen Netzwerke gepostet hatte, rief ein junger Mann bei mir an. Er sagte, er habe sich noch nie von einem Text so angesprochen gefühlt und wolle unbedingt mit mir arbeiten. Nach einem Arbeitsunfall hatte er mit 28 Jahren in Frührente gehen müssen, war stark bewegungseingeschränkt und saß die meiste Zeit im Rollstuhl. Außerdem hatte er beachtliches Übergewicht und starke chronische Kopfschmerzen. Doch Selbstmitleid lag ihm fern. Er machte einen sehr selbstsicheren und dynamischen Eindruck. Trotz der 500 Kilometer Entfernung wollte er nicht über Skype mit mir sprechen, sondern baldmöglichst persönlich kommen. Er bat mich um mehrere Termine an drei Tagen in Folge, damit sich seine Reise auch lohnen würde. Allerdings mussten wir noch ein paar Details klären. Ich maß die Breite meiner Türstöcke, die Höhe meines WCs und die seitlichen

Abstände zur Wand. Dann gab ich ihm die Daten durch, damit wir sicher sein konnten, dass er sich bei mir frei würde bewegen können. Alles schien zu passen, und ich freute mich sehr, weil er mit seiner Art ein echter Wunschkunde für mich war. Ich liebe es, mit Menschen zu arbeiten, die auch an Auswege aus schwierigen Situationen glauben können und die bereit sind, hierfür Einsatz zu bringen. Ich war zuversichtlich, dass wir viel miteinander bewegen würden.

Am Tag vor unserem Termin rief er mich am Nachmittag das erste Mal an. Schon fünfzig Kilometer von seinem Zuhause entfernt war er in einen Stau geraten, in dem er angeblich seit drei Stunden stand. Er sagte, er könne nicht sagen, ob er überhaupt noch in der Lage wäre, die gesamte Strecke zu fahren. Vielleicht würde er, wenn der Stau sich aufgelöst hätte, einfach wieder umdrehen. Begeistert war ich nicht, schließlich hatte ich mir die folgenden drei Vormittage komplett für ihn freigehalten. Aber was sollte ich machen? Erst mal abwarten. Er rief mich noch viermal an, zum letzten Mal am Abend um halb zehn Uhr. Er war tatsächlich noch auf dem Weg zu mir, aber er begann, mich ernsthaft zu nerven.

Am nächsten Morgen zur vereinbarten Zeit erschien niemand. Eine halbe Stunde später meldete er sich und sagte, er sei gerade aufgestanden. Er habe sehr schlecht geschlafen und sei am Morgen nicht aus dem Bett gekommen, weil es nicht, wie bei der Reservierung angekündigt, behindertengerecht, sondern viel zu niedrig gewesen sei. So habe er nicht alleine aufstehen können, sondern warten müssen, bis jemand vom Personal Zeit hatte, ihn hochzuhieven. Eine weitere Stunde später konnten wir mit unserer Sitzung beginnen. Dabei wurde schnell deutlich, dass er jeden Ratschlag abschmetterte mit Bemerkungen wie: »Das habe ich doch längst gemacht« oder »Das funktioniert bei mir nicht, weil ...«. Einmal sagte er sogar süffisant lächelnd: »Das hat meine Mutter mir auch schon vorgeschlagen« und zeigte damit unmissverständlich, wie traurig er es fand, dass ich keine besseren Tipps als seine Mutter auf Lager hatte. Leicht zu erahnen, dass sein Verhältnis zu ihr nicht das beste war. Er sagte, sie habe sich nie angemessen um ihn gekümmert und bringe seit seinem Unfall überhaupt kein Verständnis für ihn auf. Sie habe sogar schon zu ihm gesagt, dass sie der Meinung sei, er könne viel besser laufen, wenn er sich selbst nicht so leidtäte.

Als er dann zur Toilette musste, stellten wir fest, dass auch mein WC trotz der vorherigen Messung keineswegs leicht zugänglich für ihn war. Scheinbar hatte es ein Missverständnis zwischen uns gegeben. Sie können sich sicher denken, dass mich das zu diesem Zeitpunkt nicht mehr wirklich überraschte. Meine Frage, ob ich ihm irgendwie helfen könne, verneinte er und erschien geschlagene vierzig Minuten später völlig verschwitzt wieder im Behandlungszimmer. Aber nicht etwa, um mit der gemeinsamen Arbeit fortzufahren, sondern um mir zu erklären, er müsse sofort abreisen, weil ein weiterer WC-Besuch für ihn absolut unzumutbar sei.

Ich muss gestehen, dass ich darüber ziemlich froh war. Dieser Mann wollte nicht wirklich etwas verändern. Für ihn sah es so aus, als hätte sich die Welt gegen ihn verschworen, obwohl er bereit war, alles zu probieren. Doch ich interpretierte die äußeren Hindernisse als Spiegelungen seiner Verweigerungshaltung, die er mir in unserem kurzen Gespräch mehr als deutlich gezeigt hatte. Da ich in meiner Arbeit Hilfe zur Selbsthilfe anbiete und alles, was ich weitergebe, von den Klienten selbst umgesetzt werden muss, sind mir in einem solchen Fall die Hände gebunden.

Hindernisse stellen sich auch auf dem richtigen Weg

Haben Sie es auch schon erlebt, dass Sie einen wichtigen Entschluss gefasst haben, umgehend voller Euphorie in die Umsetzung starten wollten und wie verhext ein Hindernis nach dem anderen auftauchte? Da fällt es schwer zu glauben, dass es sich um innere Widerstände handelt, nicht wahr? Und doch bin ich überzeugt, dass es sich so verhält. Das ist genau der Punkt, an dem es wichtig ist, den Zweifel beiseitezulegen und weiterzugehen. Viele Menschen glauben indes, es handle sich um Zeichen, dass sie den falschen Weg eingeschlagen hätten. Sie drehen um, gehen irgendeinen anderen Weg und machen wieder die gleiche Erfahrung. Die Hindernisse kommen nämlich früher oder später auf jedem Weg. Zumindest dann, wenn man sich nicht hundertprozentig sicher ist. Die Schwierigkeiten sind eine Einladung, sich noch bewusster zu entscheiden. Sobald Sie das tun, lösen sie sich auf.

Die wohl häufigste Art, wie sich innere Widerstände gegen echte Veränderung auf gesundheitlicher Ebene zeigen, ist die starke körperliche Reaktion auf heilsame Maßnahmen. Egal, ob es sich um eine Ernährungsumstellung, um ein Bewegungsprogramm, um entgiftende Maßnahmen wie Basenbäder oder Einläufe oder um die Einnahme von Nahrungsergänzungsmitteln handelt: In jedem dieser Fälle kann es sehr schnell so aussehen, als würde man die Veränderung nicht vertragen. Das liegt zum einen daran, dass der Körper tatsächlich reagiert, zum Beispiel, weil im Gewebe abgelagerte Stoffwechselabfälle mobilisiert werden und in die Blutbahn gelangen; diese sogenannte Erstverschlimmerung, die bei nahezu allen nachhaltigen Herangehensweisen auftreten kann, wenn man an der richtigen Ursache rührt, ist jedoch eigentlich ein gutes Zeichen. Dabei treten zwar leichte körperliche Beschwerden auf oder die bereits vorhandenen Symptome verstärken sich kurzfristig, aber der seelische Zustand ist dennoch positiv.

Wenn jedoch starke innere Widerstände vorhanden sind, wird die Erstverschlimmerung als unerträglich wahrgenommen, und es ist für den Laien dann wirklich schwer zu unterscheiden, ob er die Maßnahmen tatsächlich nicht verträgt und seinem Körper Schaden zufügt oder ob er genau auf dem richtigen Weg unterwegs ist und weitermachen sollte. Wenn Sie einmal in eine solche Lage kommen sollten, empfehle ich Ihnen dringend, einen Fachmann zurate zu ziehen. Von außen kann man viel leichter erkennen, was in einer bestimmten Situation passiert, als wenn man selbst drinsteckt; außerdem gibt es verschiedene Möglichkeiten der Austestung.

Wenn Sie allerdings schon länger unter chronischen Beschwerden leiden und vieles, was Ihnen von Personen Ihres Vertrauens wärmstens empfohlen wurde, ausgerechnet bei Ihnen nicht funktioniert hat, liegt es nahe, dass Sie es mit einem dicken inneren Schweinehund zu tun haben, der einfach nicht will, dass sich in Ihrem System etwas ändert. Dann wäre mein Rat, diese innere Grenze zu überschreiten, Ihrem Körper zu sagen: »Danke für die Warnung, aber ich möchte jetzt weitergehen« und einfach dranzubleiben. Gut möglich, dass sich die starken Reaktionen dann sogar umgehend auflösen.

Selbstverständlich gibt es noch mehr Alternativen, als ganz aufzuhören oder mit Vollgas weiterzumachen. Reduzieren Sie gerne die Intensität Ihrer Maßnahmen, sodass die Beschwerden erträglicher werden. Es ist immer besser, in ganz kleinen Schritten vorwärtszugehen, als sich gar nicht zu bewegen oder aber sich zu übernehmen und schon bald aufzugeben. Darüber haben Sie ja schon einiges gehört, aber man kann es nicht oft genug erwähnen.

Behandeln Sie Widerstände und Hindernisse wie jedes andere Projekt

Verfahren Sie mit Ihren Widerständen genauso wie mit allem anderen, das Sie verändern wollen. Zunächst einmal beobachten Sie aufmerksam, in welchen Situationen Sie automatisch mit einem inneren Nein reagieren. Notieren Sie sich, soviel Sie finden können, und dann beginnen Sie nach und nach, Ihr Muster zu durchbrechen. In kleinen, überschaubaren Übungen und eben nicht dort, wo der Druck am größten ist, sondern bei den ganz kleinen Dingen. Und so bedrohlich die kleinen und großen Hindernisse auf den ersten Blick auch aussehen mögen, nach dem inneren Ja sind sie alle ganz freundlich.

Ich wiederhole es noch einmal, weil es so wichtig ist: Je unüberwindbarer die innere Grenze zu sein scheint, umso heilsamer ist es, sie tatsächlich zu überschreiten. Ich behaupte, dass das Maß, in dem Sie sich zum ersten Schritt überwinden müssen, in einem direkten Verhältnis zu dem Ergebnis steht, das Sie damit erzielen werden. Dabei spielt es keine Rolle, worauf sich die Überwindung bezieht. Ich beobachte immer wieder, dass zum Beispiel die Klienten, denen es schwerfällt, das Geld für meine Begleitung aufzubringen, im Schnitt wesentlich bessere Ergebnisse erzielen als diejenigen, die den Betrag quasi aus der Portokasse zahlen. Ebenso wie diejenigen, deren Gesicht sich sofort grün färbt, wenn ich von einer Darmreinigung spreche, und die sich dann schließlich trotzdem dazu durchringen, davon unverhältnismäßig mehr profitieren als jemand, der sofort sagt: »Kein Problem, mache ich gleich nächste Woche.«

Es ist gut möglich, dass Ihre Tante Erna, die nicht einmal zur kleinsten Veränderung bereit ist, schon durch ganz einfache Schritte eine erhebliche Verbesserung erfahren würde, die bei Ihnen hingegen überhaupt nichts bewirken würden, weil Sie viel offener sind. Ob das unfair vom Leben ist oder vielmehr Fairness in Perfektion, bleibt zu diskutieren.

Was immer ich dem Klienten, der mir gerade gegenübersitzt, auch rate: Wenn ich merke, dass sich bei ihm nicht der geringste Widerstand gegen meinen Vorschlag regt, weiß ich, dass ich noch nicht den richtigen Faden gefunden habe, an dem wir ziehen müssen, um seinen Knoten zu lösen. Erklärt er mir aber wortreich, warum er das nicht machen kann oder dass er es ohnehin schon lange tut, wird er wütend, lacht er mich aus oder verschlägt es ihm die Sprache, weiß ich, dass genau diese Maßnahme sehr sinnvoll sein wird.

Ihre Überwindung heilt Sie

So viele Menschen mit chronischen Beschwerden laufen von Pontius zu Pilatus, um die eine Methode zu finden, die sie heilen kann. Doch nicht die Methode oder die Maßnahmen an sich sind es, die gesund machen. Es sind die Überwindung der eigenen Widerstände und der erbrachte

Einsatz, die das geistig-seelische Wachstum und damit auch die körperliche Heilung bewirken.

Mich haben nicht meine Leberreinigungen gerettet, sondern die innere Kraft, die ich mobilisieren musste, um die Angst zu überwinden, damit ich sie überhaupt durchführen konnte. Die Reinigung an sich hat meinen Körper lediglich unterstützt und mir geholfen, meine alten Muster wirklich nachhaltig loszulassen.

Sind Sie der Meinung, dass Sie den höchstmöglichen Einsatz erbracht haben und trotzdem noch nicht gesund geworden sind? Dann lade ich Sie von Herzen dazu ein, sich ein weiteres Mal einzufühlen, ob nicht doch noch ein bedeutender Widerstand in Ihnen verborgen ist, vor dessen Überwindung Sie sich bislang gedrückt haben. Wenn Ihnen selbst nichts dazu einfällt, geben Sie Ihrem Partner, einem guten Freund oder jemand anderem, der Sie gut kennt, dieses Kapitel zu lesen und fragen Sie nach, ob er oder sie ein Idee hat. Alternativ können Sie eine entsprechende Frage schriftlich formulieren, in Ihrer Wohnung aufhängen und ein paar Tage lang wirken lassen. Zum Beispiel: »Die Überschreitung welcher inneren Grenze kann mich heilen?« Machen Sie das in jedem Fall, bevor Sie meine Worte als auf Sie nicht zutreffend abtun. Es lohnt sich wirklich.

Passieren Sie den inneren Zoll

In diesem Kapitel möchte ich noch ein weiteres Mal auf den Widerständen herumreiten, und zwar auf den größten, die Ihnen begegnen werden. Wie schon beschrieben, geht es im Heilungsprozess hauptsächlich um innere Grenzen, Blockaden, Selbstsabotagen und all deren Freunde.

Bevor ich mit jemandem zu arbeiten beginne, führen wir ein kostenloses Kennenlerngespräch, bei dem wir feststellen, ob die Chemie zwischen uns stimmt. Außerdem mache ich mir ein Bild von der Problematik des Klienten, um ihm meine Einschätzung geben zu können, wie unsere Zusammenarbeit genau aussehen und wie lange sie voraussichtlich dauern wird. Bei vielen spüre ich, dass sie nur ein paar kleine Impulse brauchen. Sie haben nur wenige »blinde Flecken«, die bisher übersehen wurden, und wenn die beachtet und mit den geeigneten Werkzeugen bearbeitet werden, kommt der Betroffene sehr schnell alleine zurecht. Dann rate ich zur Buchung von nur einer, vielleicht auch zwei oder drei Sitzungen.

Wenn aber offensichtlich ist, dass mein Gegenüber noch recht tief in seinem Problem verstrickt ist, empfehle ich ein Rundumpaket, das über ein halbes Jahr geht. In dieser Zeit bin ich fest als Begleiterin an der Seite meiner Klienten, wir hören und sehen uns regelmäßig, ich weiß, wo der oder die andere gerade steht, und bin immer da, wenn es Rückfragen gibt. Innerhalb dieses Zeitrahmens ergeben sich meist beachtliche Veränderungen: Es werden neue Gewohnheiten etabliert, der Betreffende lernt, die aktuellen Herausforderungen spielerisch zu meistern und wie er später damit umgehen wird, wenn sich irgendwann neue stellen.

Echte Veränderungen sind angstbesetzt

Im Laufe der Jahre habe ich durch den engen Kontakt mit Hunderten von Kunden viele neue Erkenntnisse über den Heilungsverlauf gewonnen. So habe ich immer wieder gesehen, dass jeder mindestens einmal an einen Punkt kommt, den ich *inneren Zoll* genannt habe. Man passiert dort eine ganz wichtige geistig-seelische Grenze, hinter der die echten Veränderungen beginnen und die demzufolge ziemlich angstbesetzt ist. Meine Kunden erreichen diese strategisch wichtige Zone meist zwischen unserem zweiten und dritten Gespräch. Bei anderen Herangehensweisen mag es früher oder später sein, aber ich gehe davon aus, dass dieser innere Zoll bei jeder Arbeit an sich selbst eines Tages passiert werden muss. Egal, ob man sich begleiten lässt oder nicht. Je effizienter jedoch die Begleitung, umso früher wird dieser Punkt erreicht.

Das Passieren des Zolls fühlt sich für jeden ganz unterschiedlich an, wobei es zwei Hauptgruppen gibt. Den einen fällt es auffallend leicht, die anderen haben am Anfang ganz starke Umsetzungsschwierigkeiten. Schon den Fokus auf sich selbst zu lenken, die eigenen Verhaltensweisen im Alltag zu beobachten oder ganz einfache Handgriffe zur Unterstützung des Körpers fallen ihnen schwer. Ständig vergessen sie es trotz bester Vorsätze, und wenn sie es doch machen, vermissen sie schmerzlich den gewünschten Effekt. Der kann sich bei nachhaltigen Methoden auch meist gar nicht so schnell einstellen, wie sie es gern hätten, und er tut es naturgemäß umso weniger, je mehr man ihn erzwingen möchte. So bleibt man im Selbstmitleid hängen und gibt sich mehr oder weniger genussvoll den wohlbekannten Gedanken hin, dass wahrscheinlich wieder alles umsonst und das Geld zum Fenster hinausgeworfen ist. Kommt Ihnen das irgendwie bekannt vor?

Manchmal läuft es sogar noch schlimmer. Es passiert nicht nichts, sondern die Beschwerden verstärken sich noch. Man spricht von der bereits erwähnten Erstverschlimmerung. Kein Wunder, dass sich lautstarker Zweifel meldet: »Warum tue ich mir das eigentlich alles an?!?«

Ich erinnere mich an Nadine, die wegen starker allergischer Neurodermitis meine Hilfe suchte. In unserem ersten Gespräch stellte sich schnell heraus, dass sie quasi ihrer Haut die Verantwortung dafür übertragen hatte, ihre Bedürfnisse zu kommunizieren, weil sie selbst es nicht wagte. Wenn sie zum Beispiel von Freunden eingeladen wurde und nicht hingehen wollte, bekam sie entweder unmittelbar vorher einen schweren Schub, oder sie ging lustlos hin und konnte sicher sein, dass sie auf dort angebotene Nahrungsmittel oder Getränke sehr heftig reagieren würde. Selbst dann, wenn es etwas war, das sie normalerweise gut vertrug. Dann musste sie natürlich fluchtartig den Heimweg antreten. Einerseits war das zwar genau das, was sie wollte, andererseits schämte sie sich auch dafür, weil sie spürte, dass sie für den Rest des Abends das Gesprächsthema der anderen Gäste sein würde.

Wenn ich solche Geschichten höre, bin ich immer wieder überrascht, wie sich solch ausgeprägte Muster, die, nüchtern von außen betrachtet, so offensichtlich zu durchschauen sind, über Jahre hinweg abspielen können, ohne dass die betreffende Person sich dessen bewusst ist. Nadine war tatsächlich davon überzeugt, ihr Körper würde ihr ohne einen tieferen Sinn und ohne dass sie es beeinflussen könne, ständig einen Strich durch die Rechnung machen. Sie registrierte zwar ihre Unlust, das Haus zu verlassen, war auch durchaus froh, schnell wieder nach Hause gehen zu können, aber dennoch erkannte sie den Zusammenhang nicht.

Allerdings waren diverse Einladungen verständlicherweise nicht ihr größtes Problem. Sie war nämlich Friseurin, und die Folgen des Hautkontakts mit diversen Mitteln lieferten ihr oft die Ausrede, sich nicht den Problemen mit ihrer Chefin zu stellen. Diese war sehr launisch, und Nadine wusste nie so recht, woran sie bei ihr war. Während sie an einem Tag offen und freundschaftlich mit ihr sprach und Dinge aus ihrem Privatleben erzählte, konnte sie am nächsten Tag wieder herablassend sein und nur kaltschnäuzige Kommandos von sich geben. Nadine litt unter diesem Verhalten, die Haut reagierte – oberflächlich betrachtet, natürlich nur auf die Chemie in den Haarpflegeprodukten –, und schon war wieder eine

Krankschreibung fällig. Langfristig wolle sie keinesfalls in dem Friseurladen bleiben, das könne sie ihrer Haut nicht zumuten. Sie sei auch schon auf der Suche nach einer anderen Stelle, erzählte Nadine mir.

Im anderen sich selbst erkennen

Auf den ersten Blick mag Nadines Einstellung zu ihrer Allergie verständlich wirken. Wenn man aber weiß, dass Hautprobleme sehr oft auf einen inneren Nähe-Distanz-Konflikt hinweisen, wird klar, dass das Verhalten der Chefin Nadines eigenes Innenleben spiegelte. Sie hatte mir ja bereits erzählt, wie hin und her gerissen sie oft in Bezug auf ihre Freunde war. Einerseits wollte sie sie nicht wirklich gerne besuchen, andererseits wäre sie sicher gekränkt gewesen, hätte man sie gar nicht erst eingeladen. Die Zeit zu Hause mit einem guten Buch auf der Couch erschien ihr wertvoller als ein gemütliches Beisammensein, aber keinesfalls wollte sie, dass jemand schlecht über sie dachte oder gar redete. So war sie ständig in einem Zwiespalt. Und weil sie das bisher noch nicht erkannt hatte, schickte das Leben ihr weitere Hinweise, unter anderem über ihre Chefin.

Man spricht von Projektion, wenn jemand so tut, als hätte das, was er erlebt, überhaupt nichts mit ihm zu tun. Weil man die eigenen Konflikte nicht erkennen kann oder will, schiebt man sie anderen in die Schuhe. Dabei wird man stets nur gespiegelt beziehungsweise nimmt man am Gegenüber hauptsächlich die Aspekte wahr, die man auch in sich selbst trägt. Je stärker die Gefühle sind, die ein anderer mit seinem Verhalten auslösen kann, umso mehr Resonanz ist vorhanden. Man schwingt mit, wie eine Stimmgabel, wenn eine zweite mit dem gleichen Ton angeschlagen wird.

Ich habe einmal gelesen, dass es uns nur so vorkommt, als würden wir mit *anderen* Menschen kommunizieren. Auf eine gewisse Art mag das zwar stimmen, aber auf einer tieferen Ebene nimmt sich das Leben diese Menschen als Botschafter, um uns etwas über uns selbst mitzuteilen.

Manchmal erhalte ich die Mitteilungen über Körper, zum Beispiel über schmerzhafte Symptome, und manchmal ist jemand anderer so freundlich und bringt sie mir.

Diese Vorstellung hat mir sehr geholfen, meine Mitmenschen nicht mehr für meine Gefühle verantwortlich zu machen, sondern ihre unbewussten Hinweise dankbar anzunehmen. Wenn es Ihnen schwerfallen sollte, an diese Zusammenhänge zu glauben, lade ich Sie herzlich dazu ein, einfach damit zu experimentieren. Denn wann immer man ein Problem im Außen an sich selbst bearbeitet, löst es sich urplötzlich auf. Allein nur die Verantwortung für die eigenen Gefühle zu übernehmen, anstatt sie dem Gegenüber anzukreiden, egal, ob ausgesprochen oder nur in Gedanken, kann schon erstaunliche Veränderungen bewirken. Wohingegen es wirklich wenig sinnvoll ist, den anderen umkrempeln zu wollen und untätig zu warten, bis er oder sie sich verändert.

Sicher ist Ihnen schon einmal aufgefallen, dass Ihr Partner Ihnen gern Dinge vorwirft, von denen Sie der Meinung sind, dass er sie selbst ständig tut. Das ist kein Zufall. Eine Klientin erzählte mir, ihr Mann werfe ihr ständig vor, dass sie ihn bei jedem zweiten Satz unterbreche. »Das ist eine glatte Lüge, ich lasse ihn immer aussprechen, aber er lässt mich überhaupt nicht zu Wort kommen, und wenn ich einmal etwas sage, fällt er mir sofort ins Wort.« Ich riet ihr, als Erste aus den gegenseitigen Vorwürfen auszusteigen und sich stattdessen vorzunehmen, ihrem Mann wirklich ganz bewusst zuzuhören. Sie sollte üben, sich ganz in ihn einzufühlen, während er sprach, und keineswegs gedanklich zu kommentieren, was er sagte. Erst wenn sie sich sicher sei, dass er geendet hatte, sollte sie in ein, zwei kurzen Sätzen noch einmal zusammenfassen, was sie gerade von ihm gehört hatte. Also zum Beispiel: »Das ist also sehr ärgerlich für dich, dass sich Herr Meier so kurzfristig Urlaub genommen hat.« Frühestens danach sollte sie ihre eigene Meinung dazu abgeben, um ihrem Mann das Gefühl zu geben, dass sie ihn wirklich gehört hatte. Ihren eigenen Wunsch nach Aufmerksamkeit sollte sie erst einmal zurückstellen.

Beim nächsten Termin drei Wochen später berichtete sie mir, dass sich ihr Mann vollkommen verändert habe. Er hörte zu, fiel ihr nicht mehr ins Wort und akzeptierte sogar viel öfter als früher ihre Meinung.

Auch ich habe im Laufe meiner Praxistätigkeit viel über mich gelernt. Wann immer ich beispielsweise Klienten hatte, die mir auf die Nerven gingen, hatte ihr Verhalten etwas mit mir selbst zu tun. Wollte jemand einfach nicht in die Gänge kommen und setzte er oder sie meine Ratschläge einfach nicht um, beschwerte ich mich anfangs nach Feierabend bei meinem Mann darüber. Natürlich änderte das nichts. Doch glücklicherweise lernte ich dazu und ging irgendwann dazu über, mich zu fragen, ob ich selbst gerade ein Vorhaben schon länger vor mir herschob. Es fand sich in der Tag immer etwas, und wundersamerweise erlebte ich jedes Mal, wenn ich dann aktiv wurde, dass mein Klient es entweder auch tat oder ich ihm anschließend zumindest völlig entspannt begegnen konnte. Nicht er hatte mich belastet, sondern mein eigenes Urteil mir selbst gegenüber, auf das er mich aufmerksam machte.

Flucht vor unangenehmen Situationen ist nicht langfristig erfolgreich

Zurück zu Nadine. Ich zeigte ihr die Zusammenhänge auf und riet ihr, frühestens dann zu kündigen, wenn sie sich dem Problem mit ihrer Chefin gestellt habe. Nur aus einem Fluchtreflex heraus den Schauplatz eines Geschehens zu verlassen führt mit an Sicherheit grenzender Wahrscheinlichkeit dazu, dass der Konflikt mitgenommen wird und später mit anderen Gesichtern wieder auftaucht. Möglich, dass Nadine an einer anderen Arbeitsstelle ein ähnliches Problem bekommen hätte, vielleicht hätte aber auch ein Familienmitglied sie an den anstehenden Lernprozess erinnert.

Ich fragte sie, wo sie selbst bei sich ein Verhalten erkennen könne, das dem ihrer Chefin ähnelte. Sie musste nicht lange nachdenken, bevor sie mir erzählte, dass sie sich manchmal sehr nach den Zärtlichkeiten ihres Mannes sehne, ihm sogar vorwerfe, sie zu wenig zu berühren, ihn aber oft abweise, wenn er von sich aus ihre Nähe suchte. Nun mussten wir gemeinsam herausfinden, welche Übung sie für den Anfang leicht bewältigen konnte. Wir einigten uns darauf, dass sie zunächst einmal, sowohl in den unangenehmen Situationen mit ihrer Chefin als auch dann, wenn ihr Mann sich unerwünscht näherte oder sie vermeintlich zu wenig berührt, den Satz denken sollte: »Ich danke dir, dass du mir meinen inneren Zwiespalt zeigst und mir hilfst, klarer zu werden.«

Wie sich herausstellte, gelang es ihr dadurch sogar, auf ihre üblichen bissigen Kommentare zu verzichten. Die Beziehung mit ihrem Mann verbesserte sich umgehend. Auf einmal schien alles zu passen. Wenn er sie berührte, fühlte es sich angenehm an, und wenn sie zuerst den Impuls hatte, auf ihn zuzugehen, tat sie es einfach und wurde freundlich empfangen. Sie sagte zu mir: »Es ist komisch, aber ich halte es für möglich, dass er sich gar nicht verändert hat, vielleicht nehme ich ihn nur ganz anders wahr.«

Im Friseursalon gestaltete es sich zunächst schwieriger, denn in den ersten drei Wochen, in denen Nadine sich verstärkt um Eigenverantwortung bemühte, schien es, als würde ihre Chefin nun ganz konkret Streit suchen. Wenn Nadine früher herumkommandiert worden war, hatte sie für den Rest des Tages mit einem mürrischen Gesichtsausdruck und einsilbigen Antworten reagiert, woraufhin die Chefin dann meist betont freundlich so tat, als wäre nichts gewesen. Doch jetzt, wo Nadine sich viel seltener beleidigt zeigte, ging sie viel weiter als je zuvor. Sie wollte gar nicht aufhören, zu sticheln und zu kritisieren.

Hätte Nadine nicht zu Hause so gute Erfahrungen mit meinem Vorschlag gesammelt, hätte ich sie wahrscheinlich nur schwer davon überzeugen können, trotzdem konsequent genauso weiterzumachen. »Das kann ich doch nicht mit mir machen lassen« ist ein Argument, das ich in derartigen Situationen oft höre. Man glaubt, sich klein zu machen, wenn man dem anderen nicht entgegentritt und ihn in seine Schranken weist. Doch je stärker der Drang dazu, umso heilsamer ist es, das zu unterlassen. Zu einem solchen Schritt würde ich nur jemandem raten, der gewohnheitsmäßig um des lieben Friedens willen stets die Klappe hält und sich nicht aufzubegehren traut. Denn wie erwähnt, liegt hinter dem größten Widerstand auch das größte Heilungspotenzial.

Abgesehen davon, respektieren einen die Mitmenschen keineswegs mehr, wenn man sich aufbläst und ordentlich auf den Tisch haut. Ganz im Gegenteil: Damit zeigt man deutlich seine Schwäche.

Bei allen gesellig lebenden Tieren – zu denen der Mensch nun einmal auch gehört – kristallisiert sich bei jedem Zusammentreffen von zwei oder mehr Individuen innerhalb weniger Momente eine Rangordnung heraus. Der Anführer ist übrigens immer derjenige, der am wenigsten emotional ist. Wer zeigt, dass seine Gefühle davon abhängen, wie die anderen sich ihm gegenüber verhalten, ist als Führungskraft nicht geeignet. Das ist vielmehr der, der es am besten beherrscht, die Emotionen der Gruppenmitglieder zu beeinflussen.

Vor diesem Hintergrund wird verständlich, dass Nadines Chefin ihre Führungsposition infrage gestellt sah, als ihre Mitarbeiterin sich nicht mehr so leicht ihre Gefühle diktieren lassen wollte. Ganz gegen ihre eigene Interpretation hätte Nadine ihre neue Stellung umgehend wieder aufgegeben, wenn sie sich zur Wehr gesetzt und wie gewohnt klein gemacht hätte. Jetzt galt es nur, der Chefin zu signalisieren, dass sie sich ihrer Sache sicher war, und ihr ein wenig Zeit zu geben, sich an die neuen Verhältnisse zu gewöhnen. Das ist genau der Punkt, den ich »inneren Zoll« nenne und an dem es sich absolut lohnt weiterzugehen.

Die Erstverschlimmerung spiegelt den inneren Widerstand. Wieso erlebte Nadine die anfängliche Zuspitzung der Lage nur im Geschäft und nicht zu Hause? Wann ist generell mit einer Erstverschlimmerung zu rechnen?

Ich denke, dass sie, wie alles andere auch, eine banale äußere Spiegelung von inneren Widerständen ist. Für Nadine war es gerade im beruflichen Kontext sehr schwer anzuerkennen, dass das Leben sie nur auf ihren eigenen inneren Konflikt hinweisen wollte. Immer wieder tauchten Argumente auf, die in etwa so klangen: »Es ist unprofessionell, so mit Mitarbeitern umzugehen, das geht einfach nicht.« Und schon war sie wieder das arme Opfer, das die Situation nicht beeinflussen konnte, und die Kündigung die einzige Rettung.

Dass Widerstand ganz generell ein großes Thema für Nadine war, fanden wir bald darauf gemeinsam heraus, als wir nur mit Fußbädern und der Einnahme von einem Teelöffel Flohsamen ganz langsam in den Entgiftungsprozess starten wollten. Sie hatte eine ausgezeichnete Figur, ernährte sich seit vielen Jahren bewusst und trank ausreichend Wasser. Also gehörte sie eigentlich zu den Menschen, bei denen nicht von einer heftigen Reaktion auf derartige Maßnahmen auszugehen war. Dennoch blühte ihre Neurodermitis drei Tage später am ganzen Körper so heftig, dass selbst ich überrascht davon war. Es stellte sich heraus, dass der Schub weniger von den Flohsamen und den Bädern als vielmehr durch innere Ängste vor einer echten Veränderung ausgelöst worden war. Sie hatte eine tiefe Furcht davor, die Verantwortung für ihr Leben komplett zu übernehmen. Es erschien ihr beängstigend, dass sie mit dem, was sie tat, sagte und dachte, tatsächlich ihren Körper beeinflussen konnte und dass, wenn ihr Körper erst wieder gesund wäre, keiner mehr da sein würde, der ihr ihre Entscheidungen diktieren und sie zudem auch noch nach außen kommunizieren würde. So banal es sich anhört, konnte sie sich überhaupt nicht vorstellen, wie sie künftig mit den vielen Einladungen umgehen würde, wenn sie keine Beschwerden mehr hätte, die ihr als Ausrede dienen könnten. Und wie sollte sie, ohne unhöflich zu wirken, erklären, dass sie bestimmte Dinge einfach nicht essen wollte, auch wenn sie sie eigentlich problemlos essen könnte? Gemeinsam spürten wir all ihre inneren Einwände der Reihe nach auf und entkräfteten sie. Wir entwarfen die unterschiedlichsten Szenarien und jeweils verschiedene Möglichkeiten, wie sie künftig damit umgehen könnte. Auch konnte sie mir schließlich glauben, dass ganz viele negative Reaktionen ihrer Freunde mit Sicherheit ausbleiben würden, wenn sie sich gar nicht erst davor fürchtete. Sobald es ihr gelingen würde, zu ihren Entscheidungen zu stehen, würden die anderen auch kein Problem damit haben.

Je mehr Vertrauen Nadine in den Prozess entwickelte, umso mehr konnte sich ihre Haut beruhigen. Sie spürte, dass der Teil in ihr, der die Nase voll hatte von den ewigen Schmerzen und der die Veränderung wirklich wollte, bei Weitem größer war als der ängstliche, der sich dagegen sträubte. Sie konnte erkennen, dass sie bisher immer aufgegeben hatte, wenn Letzterer begann sich querzulegen, und dass sie nicht darum herumkommen würde, einmal einen Schritt weiter zu gehen.

Gehen Sie bei Schwierigkeiten erst recht weiter. Nadine traf eine klare Entscheidung: »Ich gehe diesen Weg, auch dann, wenn es manchmal schwierig wird. Wenn es schwierig wird, gehe ich ihn erst recht.«

Auch später half ihr dieser Satz immer wieder über das eine oder andere Hindernis hinweg, doch insgesamt wurde von da an alles wesentlich leichter, und eine kontinuierliche Verbesserung ihres Gesundheitszustandes setzte ein.

Es ist eine gute Idee, einen kraftvollen Entschluss zu fällen, wenn man in einem Meer von Schwierigkeiten zu versinken droht.

Ich möchte Ihnen noch von einer anderen Klientin erzählen, die mehr als einmal eine gut bewachte innere Grenze passieren musste und die mich mit ihrer Entschlossenheit tief beeindruckte. Andrea war in ihren Fünfzigern. Fünf Jahre zuvor war bei ihr Brustkrebs diagnostiziert worden. Auch sämtliche dazugehörigen Lymphknoten waren befallen, und sie wurde sofort operiert. Als sie aus der Narkose aufwachte, traf sie ein großer Schock, weil nicht absehbar gewesen war, dass die ganze Brust entfernt werden würde. Sie fühlte sich entstellt und verstümmelt und sollte noch jahrelang Narbenschmerzen haben. Auch ihr rechter Arm bereitete ihr von da an Probleme und war wegen eines gestörten Lymphabflusses oft geschwollen. Unter der Chemotherapie, die man ihr vorsichtshalber verabreichte, obwohl keine Tumoren mehr nachweisbar waren, litt sie sehr. Zweieinhalb Jahre später glaubte sie zunächst, sich eine Erkältung eingefangen zu haben, doch als der hartnäckige Husten über viele Wochen nicht verschwinden wollte, ergab eine Untersuchung, dass der Krebs zurückgekehrt war. Diesmal war die andere Brust befallen, und es hatten sich Ableger in Leber und Lunge gebildet.

Der Therapieplan sah zuerst einige Zyklen Chemotherapie vor, danach eine Operation und dann wollte man weitersehen. Andrea ließ die ersten beiden Zyklen über sich ergehen, war sich danach jedoch absolut sicher, dass sie diesen Weg nicht weitergehen wollte. Ihr Gefühl sagte ihr deutlich, dass ihr weder die Chemo guttat noch dass es für sie infrage kam, sich auch die zweite Brust entfernen zu lassen. Obwohl sie zu diesem Zeitpunkt keinen Plan B hatte, teilte sie den Ärzten ihre Entscheidung mit und ließ sich nicht vom Gegenteil überzeugen. Als eine der Ärztinnen sie richtiggehend auslachte und herablassend zu ihr sagte: »Sie werden schon sehen, wie Sie sich operieren lassen, wenn Ihre Brust aufgeht, es herausrinnt und wie Jauche stinkt«, war das für Andrea nur eine weitere Bestätigung.

Als sie zu mir kam, waren seither neun Monate vergangen, in denen sie eigentlich nichts unternommen hatte, außer auf eine gesunde Ernährung zu achten, viel spazieren zu gehen und andere Dinge zu tun, die ihr Freude machten, wie zum Beispiel zu meditieren. Ihr Zustand hatte sich weder verbessert noch verschlechtert. Der Tumor in der Brust hatte in etwa die gleiche Größe, der Husten war ebenfalls unverändert, und auch wenn Andrea nicht wusste, wie es in ihrer Leber aussah, spürte sie aber zumindest keine diesbezüglichen Symptome. Doch jetzt wollte sie mehr tun und wieder ganz gesund werden. Sie wirkte auf mich sehr klar und ausgeglichen, sprach allerdings recht emotionslos. Als sie mir von der folgenschweren ersten Operation erzählte, tat sie das im genau gleichen Tonfall, wie wenn sie von ihren Kindern sprach. Obwohl sie eine gut funktionierende Kommunikation mit ihrer inneren Stimme zu haben schien, ging es doch auch bei ihr darum, wieder in Kontakt mit ihren tiefen Gefühlen zu kommen. Wie in so vielen anderen Fällen hatte der Körper die hauptsächliche Verantwortung dafür übernommen, verdrängte Emotionen über Symptome zu kanalisieren.

Gefühle tatsächlich fühlen und dem Prozess vertrauen

Ich lud Andrea dazu ein, den Entschluss zu fassen, sich mit ihrer Seele wieder mithilfe von Gefühlen anstelle von Beschwerden zu verständigen, und sich fest auf dieses Ziel auszurichten. Als praktische Übung schlug ich ihr vor, sich ganz bewusst auf jedes noch so kleine Gefühl einzulassen, das sie wahrnahm. Die Hand darauf zu legen, sich vorzustellen, wie es sich in ihr ausbreitete, und sich ganz hineinfallen zu lassen. Egal, ob es negativ oder positiv war. Außerdem forderte ich sie auf, in den nächsten Wochen darauf zu achten, den Tonfall ihrer Stimme an den Inhalt ihrer Worte anzupassen. Sie sollte, wie beim Vorlesen, zum Beispiel wütend klingen, wenn sie von etwas Unerfreulichem erzählte, auch wenn sie sich noch gar nicht wirklich gestattete, den Ärger tatsächlich zu empfinden. Dazu würde es nach und nach ganz von alleine kommen.

Parallel dazu entwarf ich für sie ein ausführliches Entgiftungsprogramm. Da Krebs aus alternativer Sicht eine Regulationsreaktion auf eine Vergiftung des Körpers darstellt, ist eine gründliche innere Reinigung hier besonders wichtig.

Von Anfang an setzte Andrea jeden einzelnen meiner Ratschläge um. Sie machte täglich ein Basenbad, teilweise mehrere Stunden lang, sie reinigte ihren Darm, trank große Mengen heißen Wassers, inhalierte mit Basensalz, bereitete sich Smoothies zu und ging stundenlang im Wald spazieren. Nach einigen Wochen bemerkte sie erste Veränderungen: Der Tumor in ihrer Brust schien sich der Hautoberfläche anzunähern, und die Haut darüber rötete sich. Schließlich bildete sich eine Demarkierungszone, und die Haut ging auf. Zunächst war es nur eine ganz kleine Öffnung, durch die Flüssigkeit austrat, die tatsächlich, wie von der Ärztin angekündigt, bisweilen unangenehm roch und bräunlich war, dann wiederum war sie klar und geruchlos. Schließlich hatte Andrea ein Loch von etwa der Größe einer Zwei-Euro-Münze in der Brust, und das Gewebe darunter war teilweise gerötet, teilweise aber auch grau, weiß und schwarz. Die Flüssigkeitsmenge, die aus der Wunde austrat, war bisweilen beachtlich.

Andrea hatte sich umfassend informiert. Nicht nur bei mir, sondern auch in diversen Büchern und im Internet. Ihr war klar, dass die Abstoßung nach außen die natürliche Reaktion des Körpers auf einen oberflächennahen Tumor war. Ihr war indes nicht klar, wie lange sich dieser Prozess hinziehen würde, wie schmerzhaft es war und wie unappetitlich es aussah. Für jemanden mit schwachen Nerven kann das Ganze durchaus schwer zumutbar sein. Andrea jedoch hatte ein stabiles Nervenkostüm und erlebte diese Phase als eine tiefe Aussöhnung mit ihrem Körper. Sie lernte, ihm immer mehr zu vertrauen, und konnte die natürliche Neigung, unangenehme Reaktionen des Organismus automatisch abzulehnen und zu unterdrücken, komplett ablegen. Dieser Weg war alles andere als ein Spaziergang. Immer wieder wurde Andrea von unglaublichen Ängsten und Zweifeln heimgesucht. Zwar bin ich mir sicher, dass ein Teil dieser Ängste auch dann aufgetaucht wäre, wenn sie weiterhin den schulmedizinischen Weg gegangen wäre, aber am schwersten scheint es uns doch zu fallen, uns auf uns selbst zu verlassen. Auf andere fallen wir nur allzu bereitwillig herein, während wir uns selbst und dem eigenen Gefühl oft keinen Meter weit trauen.

Immer wieder schaffte sie es aber weiterzugehen. Sie sagte zu mir: »Ich weiß einfach, dass ich nicht umhinkann, diesen Weg zu gehen. Es ist so wichtig, mich dieser Angst immer wieder zu stellen. Wenn sie gerade nicht bei mir ist, erkenne ich ganz klar, dass ich es genau richtig mache, da kann ich unmöglich alles umwerfen, wenn ich unsicher werde.«

Tatsächlich ergab sich ein ums andere Mal, wenn sie diesen inneren Zoll passiert hatte, eine neue Veränderung. Einmal wurde die Furcht zum Beispiel von plötzlichem hohen Fieber ausgelöst. Sie überwand ihre Zweifel, und einige Tage später war der hartnäckige Husten verschwunden, unter dem sie jahrelang gelitten hatte. Man konnte dabei zusehen, wie sie immer lebendiger und selbstbewusster wurde. Nach vier Monaten schließlich begann endlich die Wunde zu verheilen. Andrea wurde wieder ganz gesund und hatte enorm an Selbstbewusstsein gewonnen. Auch hatte sie keine Angst mehr, wie einige Jahre zuvor nach der Chemo. Die Krankheit hatte ihren Zweck erfüllt, weil Andrea sich ihren Prozessen gestellt hatte; warum hätte sie wiederkommen sollen?

Krisen machen stark

Wie schon im vorangegangenen Kapitel geschrieben, glaube ich nicht, dass eine bestimmte Methode für die Heilung ausschlaggebend ist. Mein Eindruck ist vielmehr, dass ein klar gefasster Entschluss und das wiederholte Hinwegsetzen über jeden Zweifel unweigerlich zum Erfolg führen.

Man kennt diese Gesetzmäßigkeit ja auch aus anderen Lebensbereichen. So würde mit Sicherheit jeder Beziehungsexperte bestätigen, dass eine Krise in einer Partnerschaft zu einer noch tieferen Verbindung führt. Ich bin sehr dankbar, dass ich Andrea auf diesem Weg begleiten durfte. Sie hat mich sehr oft tief berührt, und ich konnte viel von ihr lernen. Auch wenn ich die Dinge, die in einem Krankenhaus mit ihr gemacht worden wären, für wesentlich gefährlicher halte, bewundere ich doch den Mut, den sie gezeigt hat. Mit Sicherheit werde ich in Zukunft gern an sie zurückdenken, wenn ich selbst zögere weiterzugehen.

An dieser Stelle möchte ich betonen, dass es mir fernliegt, jemanden davon zu überzeugen, auf die schulmedizinische Therapie zu verzichten. Ich halte es für außerordentlich wichtig, dass jeder Betroffene eine solche Entscheidung aus sich selbst heraus trifft. Als ich Andrea das erste Mal begegnete, war ihr Entschluss längst gefällt. Wobei ich kein Problem damit hatte, an ihrer Seite zu bleiben und sie in ihrem Weg zu bestärken, wenn sie unsicher wurde. Die Angst in schwachen Momenten ist ein schlechter Ratgeber. Ich weiß allerdings, dass viele Therapeuten und andere Begleiter sich oft von der Panik ihrer Klienten anstecken lassen. Auch wenn sie noch so viel Erfahrung haben und von ihrer Herangehensweise eigentlich überzeugt sind – wenn der Kunde heftig reagiert, wird oft umgeschwenkt. Einerseits ist diese Reaktion verständlich und man muss bei ernsten Krankheiten wirklich sehr vorsichtig sein, andererseits stellt sich die große Frage, ob auf dem Weg einer Heilung, die wirklich nachhaltig sein soll, Angst dauerhaft ausbleiben kann oder ob sie dazugehört.

Je schwerer die Krankheit ist, unter der jemand leidet, umso öfter wurden in den Jahren, vielleicht sogar Jahrzehnten davor tiefe Gefühle verdrängt. Die Tatsache zu akzeptieren, dass sich das Leben manchmal verdammt unangenehm anfühlt, sogar anfühlen muss, und damit umgehen zu lernen ist für mich ein ganz wichtiger Schritt auf dem Weg zur Gesundheit. Heilung bedeutet Ganzwerdung; das Positive und das Negative zu integrieren und zu tolerieren. Nur die eigene Erfahrung, dass hinter dem, was als negativ bewertet wird, die größte Freiheit wartet, kann dauerhaft die Angst davor nehmen. Weicht man der Erfahrung ständig aus, fürchtet man sich letztlich immer mehr davor, bis irgendwann ein weiteres Ausweichen unmöglich ist.

Ich möchte Sie wirklich dazu einladen, sich Ihren größten Ängsten zu stellen. In Situationen, in denen der plötzliche Zweifel an einer bewusst getroffenen Entscheidung Sie schier umzubringen droht, gehen Sie bitte mindestens noch einen Schritt weiter. Bleiben Sie noch ein paar Tage dran, und überdenken Sie Ihren Weg erst dann noch einmal.

Wie der innere Zoll noch aussehen kann

Wie am Anfang des Kapitels erwähnt, zeigt sich die eingebaute Gegenwehr gegen echte Veränderung nicht zwangsläufig durch Ängste, unerklärliche Umsetzungsschwierigkeiten oder ständig auftauchende äußere Hindernisse. Es gibt auch Menschen, die ihre inneren Widerstände besonders gut tarnen. Bei ihnen äußert sich der innere Zoll also ganz anders als bisher beschrieben.

Manchmal habe ich nämlich Klienten, die alles, was ich ihnen sage, dankbar aufsaugen. Meist haben sie schon viel an sich gearbeitet und Erfahrungen mit unterschiedlichen Therapieformen gesammelt. Sie sind dynamisch und tatkräftig und haben gelernt, sich etwas sagen zu lassen; nie würde es ihnen einfallen, lange zu diskutieren oder mir zu erklären, dass dieses oder jenes bei ihnen schwierig werden könnte. Manchmal zeigen sie sich auch sehr wertschätzend, loben meine interessanten Ansätze und sagen, dass sie sich auf die Umsetzung freuen. Oft kommt schon eine Stunde nach unserem Gespräch die erste Mail, in der überschwänglich von ersten erfolgreichen Anwendungen berichtet wird. Beim nächsten Termin etwa drei Wochen später höre ich von beeindruckenden Ergebnissen, die in der Regel in einer ordentlichen Mappe schriftlich festgehalten wurden. Es existiert eine Art Tagebuch mit der Auflistung sämtlicher durchgeführten Übungen, wobei meine Vorschläge meist sogar noch durch Elemente aus diversen Büchern oder anderen Therapieformen sinnvoll ergänzt wurden. Ein Teil der Beschwerden ist bereits wie weggeblasen, der andere Teil hat sich deutlich gebessert, und auch im Umfeld zeigen sich faszinierende Auswirkungen. Die Kinder sind braver, der Mann liebevoller, im Job häuft sich die Anerkennung. Es ist einfach nur unglaublich.

»Hätte ich nur früher gewusst, dass es so einfach ist!«, lautet der klassische Ausspruch solcher Musterschüler. Da geht einem als Begleiter doch das Herz auf, oder nicht?

Nun ja, natürlich freue ich mich über so viel Begeisterung. Und aus Erfahrung weiß ich, dass die scheinbar nicht vorhandenen Widerstände sich nur auf andere Art zeigen und die Situation sich schon bald ganz anders darstellen kann. Dass sich erste Verbesserungen sehr schnell ergeben, heißt noch lange nicht, dass das dauerhaft so weitergeht. Oft kommt es gerade in solchen Fällen irgendwann zu einer sehr hartnäckigen Stagnation, zu einem Punkt, an dem scheinbar überhaupt nichts mehr geht und die noch verbliebenen Beschwerden sich als absolut resistent erweisen. Die innere Grenze, die hier überquert werden will, bildet nicht die Angst; das größte Hindernis solcher Menschen ist ihre Ungeduld. Solche – meist auch auf anderen Gebieten – erfolgsverwöhnten Personen werden besonders schnell ungehalten, wenn sie eine Phase durchmachen müssen, in der sich scheinbar nichts bewegt.

Oft steckt aber noch mehr dahinter als die sicht- und spürbare Ungeduld. Auf einer tieferen Ebene handelt es sich um eine besonders ausgeklügelte Inszenierung mit einem Titel, der Ihnen vielleicht bekannt vorkommt: »Ich bin bereit, alles zu tun.« Ihr Ziel ist es, um jeden Preis zu vertuschen, dass es eine »unmögliche« Sache gibt, die zu tun natürlich die absolute Befreiung bedeuten würde. Diesen wunden Punkt zu finden ist für mich gar nicht so einfach, weil er so gründlich versteckt ist. Der Betroffene selbst hat darauf auch keinen Zugriff, denn er will ja nicht in erster Linie vor mir, sondern vor sich selbst etwas verbergen. Viel zu sehr identifiziert er sich mit seiner Haltung der absoluten Bereitschaft. Er erlaubt es sich nicht, starre Konzepte zu haben, über die er nicht hinweggehen kann.

Gefühle, die nicht zum Selbstbild passen, werden unterdrückt und belasten den Körper

Dunia war 52 Jahre alt und eine Spirituelle der ersten Stunde. Schon mit 20 hatte sie das erste Mal einen indischen Ashram besucht. Sie war seit fast 30 Jahren glücklich verheiratet, hatte drei Kinder von 17, 20 und 22 Jahren und gab leidenschaftlich gern Tanzunterricht. Sie suchte mich auf, weil sie im ganzen Körper undefinierbare Schmerzen hatte, die in den letzten Jahren immer stärker geworden waren. Auf den ersten Blick gab es für mich keinerlei Punkte, an denen ich ansetzen konnte, denn alles, was ich mit anderen Klientinnen in ihrer Situation gemacht hätte, hatte sie schon erledigt. Nach der Anleitung in meinem Entgiftungsbuch hatte sie eine komplette Darmreinigung und zwei Leberreinigungen durchgeführt, basische Bäder nahm sie schon seit vielen Jahren regelmäßig. Zudem hatte sie ein unausgesprochenes Problem zwischen sich und ihrem Mann erkannt und es gemeinsam mit ihm aus der Welt geschafft; sie hatte ihre älteste Tochter nach einem emotionalen Rückzug wieder erfolgreich in die Familie integriert, nur indem sie an sich selbst gearbeitet und ihre Tochter vertrauensvoll losgelassen hatte. Diese Frau schien eine wahre Meisterin zu sein und doch quälten sie immer noch ihre Schmerzen, auch wenn diese durch jede der Maßnahmen ein Stück besser geworden waren. Ich forderte Dunia auf, mir alles zu erzählen, was ihr so einfiel, und so erzählte sie mir von einem Tanzprojekt, das sie bisher noch nicht habe umsetzen können. Als sie vor einigen Jahren intensiv mit der Planung begonnen habe, sei ihrem Mann gekündigt worden. Er sei daraufhin in eine Depression verfallen und habe ihre Hilfe gebraucht. Im Jahr darauf habe sie ihren Sohn unterstützt, der es trotz leichter Lernschwierigkeiten und Prüfungsangst bis zum Abitur geschafft habe. So habe sie das Projekt bis heute verschoben, aber das belaste sie nicht. Die Familie gehe vor, und sie sei so stolz auf ihre Familie, sagte sie.

Ich fragte sie, wie das früher bei ihr zu Hause gewesen sei. Sie erzählte mir von ihrer Mutter, die als erfolgreiche Autorin immer daheim und trotzdem nie richtig greifbar gewesen sei. Auch auf die Mutter sei sie stets stolz gewesen, erzählte Dunia, und sie habe es genossen, schon früh so viele Freiheiten gehabt zu haben.

Hier spürte ich eine Unstimmigkeit, und ich konnte Dunia mithilfe einer Übung dazu bringen zu fühlen, dass es einen Teil ihrer Persönlichkeit gab, der die Mutter tief verurteilte, weil sie den eigenen Beruf über die Bedürfnisse ihrer Kinder gestellt hatte. Dieses innere Urteil – und nicht die vordergründigen Probleme in ihrer jetzigen Familie – war es, das Dunia davon abgehalten hatte, ihr Projekt zu verwirklichen. Ein Teil von ihr wollte nach so vielen Jahren immer noch ihrer Mutter beweisen, wie man eine gute Mutter und Ehefrau war.

Als Dunia mit diesen Emotionen in Kontakt kam, war sie betroffen, wie stark sie sich trotz ihres tiefen Verständnisses spiritueller Zusammenhänge unbewusst in einen Konkurrenzkampf verstrickt und es nicht ansatzweise bemerkt hatte. Ihre Schmerzen ließen schon während unserer Sitzung deutlich nach und verschwanden bald darauf ganz. Sie waren die Stellvertreter für die innere Verurteilung und die gleichzeitige Scham, die Dunia so lange nicht fühlen wollte. Als die Gefühle endlich an die Oberfläche kamen, konnten sie gehen.

Egal, warum Sie aufhören wollen, machen Sie noch ein klein wenig weiter

Wenn etwas im Inneren schlummert, das nicht zum mühsam gebastelten Selbstbild passen will, muss man es besonders gut verstecken. Für einen Außenstehenden erscheinen diese gut behüteten »Schätze« meist völlig banal, doch der Betroffene verteidigt sie bisweilen mit seinem Leben. Viele sterben lieber, als die verdrängten Gefühle zu spüren. Zwar gehe ich davon aus, dass diese Entscheidung im Unterbewusstsein getroffen wird, ein Teil dieser Verschwörung wird aber auch bewusst ausagiert, zum Beispiel dann, wenn mir Kunden, die zunächst eine Halbjahresbetreuung gebucht haben, nach den ersten Erfolgen erklären, es gehe ihnen so gut, sie würden gerne die weiteren Gespräche erst einmal aufsparen. Doch das ist letztlich nichts anderes, als wenn mir jemand nach der zweiten oder dritten Sitzung sagt, er würde am liebsten alles hinwerfen, weil er sowieso nichts umsetzen könne. Es ist die gleiche unbewusste Angst unmittelbar vor einer bedeutenden Veränderung, die sich in einem Fall tatsächlich als Unsicherheit und Selbstzweifel zeigt, im anderen aber besonders gut getarnt ist. Frei nach dem Motto: »Ich habe gerade festgestellt, dass bei mir eigentlich alles in Ordnung ist.«

Doch nach jahrelanger Erfahrung kenne ich diese Schwelle ganz genau und weiß, dass es fantastische Fortschritte bringt, genau hier weiterzumachen.

Ich kann mich noch gut daran erinnern, wie ich bei einer meiner Darmreinigungen nach etwa einer Woche das klare Gefühl hatte: »Jetzt bin ich fertig.« Dies war nicht meine erste Reinigung, und so hätte es durchaus sein können, dass eine Woche ausreichte. Zum Glück erinnerte ich mich dann aber an das, was ich selbst immer predige: »Lieber noch ein wenig weitermachen.« Schon beim nächsten Einlauf begann ich, einige recht beeindruckende Parasiten[1*] auszuscheiden, und war mehr als froh, dass ich nicht zu früh aufgehört hatte.

Weil ich das weiß, halte ich auch meine Klienten dazu an, nach den ersten Verbesserungen erst recht dranzubleiben, anstatt zu pausieren.

Die besten Sitzungen sind immer die, die der Kunde mit dem Satz eröffnet: »Ich weiß gar nicht, worüber wir heute reden sollen, ich habe gar kein Problem.« Wenn jemand nicht unmittelbar in einer Krise steckt, kann ich viel mehr als bloße Notfallhilfe leisten. Wir erreichen dann gemeinsam ganz andere Ebenen, und sämtliche Tipps können viel besser umgesetzt werden. Im Idealfall sollte es dann künftig gar nicht mehr zu Notfällen kommen, weil derjenige es sich zur Gewohnheit gemacht hat, schon kleinen Herausforderungen gegenüber wachsam zu sein, die Botschaft zu verstehen und entsprechend zu handeln.

Wer sich nur helfen lässt, wenn ihm das Wasser bis zum Hals steht, aber wieder alleine weitermacht, sobald er über den Rand der Grube blicken kann, dreht sich oft jahrelang mehr oder weniger im Kreis.

Eine nachhaltige Veränderung kann nur aus kontinuierlichem Dranbleiben und einer Verpflichtung sich selbst gegenüber entstehen. Auch dann, wenn es einem gut geht, an sich zu arbeiten ist eine wunderschöne

---

1* Darmparasiten sind sehr viel häufiger als üblicherweise angenommen. Etliche von ihnen kommen nur durch ganz bestimmte Maßnahmen zur Ausscheidung. Als Tierärztin wundert es mich immer wieder, wie viele Humanmediziner behaupten können, wir Menschen seien bis auf Ausnahmen völlig frei von Parasiten, obwohl bekanntermaßen all unsere Haustiere voll davon sind und Wildtiere natürlich erst recht.

Erfahrung, und nur so wird das Wohlbefinden nach und nach tatsächlich zum Dauerzustand.

Was ich Ihnen mit diesem Kapitel mitgeben möchte: Wenn Sie sich in einem Berg von Schwierigkeiten wiederfinden, hilft es immens, sich noch einmal ganz klar für ein Ziel zu entscheiden und darauf auszurichten.

Wenn Sie einen Weg verfolgen, bleiben Sie vor allem dann dran, wenn sich Ihnen scheinbar unüberwindbare Hindernisse in den Weg stellen, andere Ihnen davon abraten oder auch Ihr eigener Verstand plötzlich mit beeindruckenden Argumenten daherkommt, dass das doch die falsche Richtung sei. Das heißt nicht, dass Sie nie einen Entschluss widerrufen dürfen. Aber gehen Sie an dieser Schwelle zumindest noch ein kleines Stückchen weiter, um zu sehen, ob es nicht nach der nächsten Kurve wieder viel leichter wird.

Machen Sie genau das Gleiche, wenn Sie das, was Sie angefangen haben, auf einmal gar nicht mehr zu brauchen scheinen, weil Sie viel schneller als erhofft tolle Erfolge erzielen konnten. Oft kommt es nach den ersten positiven Effekten noch einmal zu deutlichen Rückschlägen, bevor sich die Veränderung nachhaltig etablieren kann. Es spricht nichts dagegen, sich darüber zu freuen, eine so schnell wirkende Maßnahme gefunden haben, aber hören Sie nicht zu früh auf damit.

Schnappen Sie nicht nach dem ersten Köder, den Ihr System auswirft, um Sie davon abzuhalten, aus Ihrer Komfortzone auszubrechen. Denken Sie an Ihr Zielbild, und gehen Sie weiter in diese Richtung.

Machen Sie aus Ihrem Problem ein Spiel!

Was ist eigentlich der Grund dafür, dass die meisten Menschen gerne spielen? Nun, es liegt ganz einfach in unserer Natur. Spielen ist eine biologische Notwendigkeit und bedeutet, Situationen für den Ernstfall zu proben: Bewegungsabläufe einzuüben, die bei der Jagd oder für die Verteidigung benötigt werden, sich mit Artgenossen zu messen, Strategien zu entwickeln, um einen Gegner zu überlisten, einem Beutetier aufzulauern oder Probleme zu lösen. Wie lässt sich etwas aufstellen, ohne dass es umfällt, wie lässt sich ein Hindernis überwinden oder etwas erreichen, das in großer Höhe hängt? Auch die Aufzucht der Nachkommen wird spielerisch geübt.

Die jüngeren Individuen, egal, ob Mensch oder Tier, verbringen verständlicherweise mehr Zeit mit Spielen, weil sie sämtliche Abläufe noch wesentlich öfter üben müssen, doch der Trieb dazu geht nie ganz verloren. Ein gutes Spiel muss anspruchsvoll und fordernd sein. Keinesfalls darf es langweilig sein, sonst wäre ein ganz wichtiger Zweck nicht gegeben: Das Spiel dient dazu, das Selbstbewusstsein zu stärken und herauszufinden, wo die eigenen Grenzen liegen. Wer gar nicht oder zu wenig spielt, verliert die Fähigkeit, mit den Herausforderungen des Lebens umzugehen. Ihm fehlt es im Ernstfall an der nötigen Flexibilität von Gedanken und Bewegungen.

Ich möchte Sie mit diesem Kapitel zu zweierlei einladen. Erstens wieder insgesamt mehr zu spielen und am besten täglich Dinge zu tun, die Ihnen Freude bereiten, und zweitens mit all Ihren Problemen auf spielerische Art umzugehen. Damit meine ich, den Genuss an der

Herausforderung wieder zu empfinden, sich selbst zuzutrauen, eine gute Lösung zu finden und durch aktives Handeln zu überprüfen, wo Ihre Grenzen liegen. Nicht mehr zu kneifen und Ausreden zu suchen, wenn es schwierig wird, und sich nicht von vorneherein mit Gedanken im Stil von »das ist nicht zu schaffen« auf ein Scheitern zu programmieren.

Was als Spaß empfunden wird, liegt im persönlichen Ermessen

In welchen Fällen gefällt es uns eigentlich, herausgefordert zu werden, und in welchen nicht?

Worin besteht eigentlich genau der Unterschied zwischen Spaß und Ernst? Schließlich haben wir gerade herausgearbeitet, dass der Zweck des Spiels durchaus wichtig ist, nämlich das Überleben zu sichern. Und wenn Sie Kinder haben, werden Sie wissen, dass die Grenze absolut fließend und sehr individuell ist. Was dem einen Kind noch Spaß macht, muss dem anderen schon lange nicht mehr gefallen. Auch eine Neckerei zwischen Partnern oder ein verbales Kräftemessen unter Kollegen kann sehr schnell in einen brennenden Konflikt umschlagen.

Es ist wichtig, sich bewusst zu machen, dass es in den allermeisten Fällen im eigenen Ermessen liegt, in welchem Maß man etwas als bedrohlich empfindet. Ich lade Sie deshalb dazu ein, die Interpretation jeder Situation als Teil des Spiels zu sehen. Wenn Sie in der Lage sind, eine Angelegenheit auf unterschiedliche Arten zu interpretieren, haben Sie schon begonnen, damit zu spielen.

Generell empfinde ich etwas nicht mehr als interessant oder lustig, wenn einer meiner Schmerzpunkte berührt wird, der mich an einen alten Konflikt erinnert. Doch wie wäre es, die Partie hier nicht einfach abzubrechen? Sie wissen bereits, dass Sie einen Konflikt nur lösen können, wenn Sie sich ihm stellen und geradewegs das Gefühl, das er in Ihnen auslöst, zu durchleben. Wen auch immer Sie als Ihren Gegner betrachten – Ihren Körper, einen Menschen oder das Leben selbst –, Sie wissen doch, dass es nichts helfen wird, diesen Gegner zu bitten, von Ihnen abzulassen, weil sich der Konflikt in Ihrem Inneren neue Anlässe suchen wird, um gesehen zu werden. Stellen Sie sich ihm, und gehen Sie aktiv mit ihm um. Spielen Sie mit ihm.

Wie könnte ein solches Spiel praktisch aussehen, damit Sie schnellstmöglich wieder Spaß an der Situation empfinden können?

Ich möchte Sie noch einmal an die einzelnen Schritte jedes Vorhabens erinnern: Machen Sie sich zuerst klar, was Sie erreichen wollen. Das Ziel ist in diesem Fall, eine Situation aufzulösen, indem Sie sich spielerisch, also freudvoll, mit ihr auseinandersetzen, und hierzu müssen Sie sich ihr erst einmal stellen und jeden Gedanken an eine Flucht beiseitelegen. Ihre Fähigkeit der positiven Interpretation hilft Ihnen dabei. Für den Anfang wäre es gut, sich zum Beispiel zu denken, dass es eine tolle Gelegenheit ist, die Ihnen das Leben gerade bietet, und dass Sie sicher eine Menge spannender Dinge herausfinden werden. Meinen eigenen Satz für knifflige Fälle habe ich Ihnen ja schon verraten: »Was für eine nette, kleine Herausforderung! Mal sehen, wie und wie schnell ich sie knacken kann.« Danach überlege ich, was denn die Vorteile der Lage sein könnten und wie ich sie mir schnellstmöglich angenehm gestalten kann.

Wenn Sie so weit gekommen sind, haben Sie das Spiel eigentlich schon gewonnen. Ihr Erfolg ist allenfalls eine Frage der Zeit, aber dass Sie am Ende siegen werden, ist gewiss. Verlieren wird nur der, der wie ein hypnotisiertes Kaninchen regungslos verharrt, sich selbst bemitleidet und auf die vermeintlich Schuldigen schimpft.

Für das weitere Vorgehen gibt es dann wieder unzählige Möglichkeiten, und ich möchte Ihnen im folgenden Abschnitt ein paar Beispiele geben, die bei mir oft zum Einsatz kommen.

Dem Problem eine Persönlichkeit verleihen

Häufig verschaffe ich mir einen besseren Überblick, indem ich das Problem persönlich kennenlerne, ich gebe ihm ein Gesicht und einen Charakter. Das heißt, ich frage mich, was für eine Art von Wesen es ist, wie es aussieht, wie es heißt und was es für Eigenarten hat. Die Antworten darauf kommen rein intuitiv, und es macht überhaupt nichts, wenn Sie das Gefühl haben, alles nur zu erfinden. Probieren Sie es trotzdem, Sie werden innerhalb kürzester Zeit sehr gut darin werden, auf jegliche Fragen, die Sie sich im Geiste stellen, höchst interessante Antworten zu erhalten.

Zensieren Sie sich nicht, sondern fangen Sie jede Idee auf und halten Sie sie fest. Vielleicht ist die aktuelle Schwierigkeit ein neunköpfiges Ungeheuer, vielleicht ein kleiner Gnom oder ein Wurm, der sich überall hineinbohrt. Manchmal fällt mir auch als Erstes das Gesicht eines Menschen ein, dessen Züge ich in meiner Herausforderung wiedererkenne. Jedenfalls versuche ich mir ein möglichst konkretes Bild zu machen. Das kann entweder nur in der reinen Vorstellung sein, manchmal fertige ich auch eine kleine Zeichnung an, oder ich suche mir eine echte Figur zum Anfassen, die mein Problemwesen perfekt repräsentiert, also ein Plastikmännchen, ein Stofftier oder irgendein anderes Spielzeug.

Dann versuche ich, mich in meinen neuen Freund einzufühlen. Ich versetze mich in seine Situation, versuche zu spüren, wie es ihm geht und warum er hier ist, und versuche im Geist ein Gespräch zu führen, bei dem ich alles frage, was ich wissen will. Wenn eine Antwort nicht gleich kommt, schreibe ich die Frage auf und warte, ob mir später noch etwas dazu einfällt. Ich gebe meinem Problem, oder besser gesagt seinem Stellvertreter, auch einen Platz, das heißt, ich entscheide intuitiv, wo er sich gerne aufhält. Das stelle ich mir dann lebhaft vor, oder ich lege die Zeichnung beziehungsweise die Figur direkt dorthin. Sehr oft ist es so, dass mein neuer Freund erst einmal in meiner Nähe bleiben möchte, er sitzt aber auch gerne am Kachelofen und sieht mir von dort aus zu.

Was Sie in diesem frühen Stadium noch nicht machen sollten, ist, sich der Angelegenheit sofort zu entledigen, indem Sie die Figur verbannen oder gar entsorgen. Tun Sie das wirklich nur dann, wenn Sie unmittelbar ein sehr fruchtbares Gespräch führen konnten, die Botschaft also übergeben wurde und es sich für beide rundum stimmig anfühlt, schon wieder auseinanderzugehen. Denn selbstverständlich sollten Sie nachfragen, bevor Sie Ihren Gast, in welcher Weise auch immer, hinauskomplimentieren, ob es für ihn auch in Ordnung ist oder ob er noch eine wichtige Botschaft für Sie hat.

Insgesamt gilt es, so viel wie möglich über ihn herauszufinden und am besten auch gleich unmittelbar Dinge umzusetzen, die sinnvoll erscheinen. Sie können sich wirklich ganz auf Ihre Intuition verlassen und brauchen keine Angst zu haben, etwas falsch zu machen. Sie sind nur dabei, sich auszuprobieren; Sie können jederzeit aufhören oder die Richtung ändern. Selbstverständlich brauchen Sie sich nicht herumkommandieren zu lassen, aber nehmen Sie jede seiner Botschaften und auch ihren Überbringer absolut ernst, und fühlen Sie sich ein, ob in dem, was er sagt, etwas Nützliches enthalten sein könnte. Finden Sie, wenn möglich, Kompromisse, anstatt Vorschläge nur abzuschmettern.

Die wohl beeindruckendste Geschichte, die ich in diesem Zusammenhang jemals erlebte, war die einer Klientin, der bei dieser Übung im Geist ein kleiner Zwerg erschien, der ihr sogar einen Brief diktierte. Er las ihr darin gehörig die Leviten, weil sie viele Dinge, die sie immer gerne getan hatte, inzwischen völlig vernachlässigte. Es sprach eine ordentliche Wut, aber auch tiefe Weisheit aus seinen Worten, und die Wirkung auf meine Klientin war sehr nachhaltig. Der kleine Mann ist mittlerweile zu ihrem wichtigsten Berater geworden.

Lernen Sie die verschiedenen Anteile Ihrer Persönlichkeit kennen

Wenn der Konflikt durch die Personifizierung ein wenig greifbarer geworden ist, kann ein nächster hilfreicher Schritt sein, ihn als Aspekt der eigenen Persönlichkeit anzuerkennen, was er definitiv auch ist. Damit gestehen Sie sich ein, dass Sie deswegen Schwierigkeiten haben, weil ein Teil tief in Ihrem Inneren das möchte und die anderen Teile, die ein ganz anderes Ziel verfolgen, sabotiert. Es lohnt sich, selbst dann, wenn es Ihnen gut geht, einmal all die verschiedenen Komponenten Ihres Innenlebens kennenzulernen, quasi die Mitarbeiter Ihrer Firma, die Namen und Gesichter hinter Ihren inneren Stimmen. Sie werden überrascht sein, wer sich da alles in Ihnen tummelt.

Bei mir ist da Frieda, eine grantige ältere Dame, der man es schwer recht machen kann und die eigentlich immer vor sich hin meckert; Mimi, die sich ständig fürchtet, am meisten davor, dass wir zu sehr auffallen könnten, und Willi, der immer blöde Witze reißt und so tut, als könne ihn überhaupt nichts aus der Ruhe bringen, was zwar nicht ganz stimmt, aber er hat eine erstaunlich ausgleichende Wirkung auf alle anderen. Dann ist da noch Sophie, die Superschlaue, die mit ihrer Überheblichkeit zwar manchmal gewaltig nerven kann, aber auch regelmäßig genial pragmatische Lösungsvorschläge auswirft. Und das sind bei Weitem noch nicht alle. Wenn etwas absolut nicht klappen will, weiß ich, dass in meinem Inneren wieder irgendein Tumult herrscht, sich einer querstellt oder überhaupt alle uneins sind. Dann versuche ich, in einer ruhigen Minute herauszufinden, wer nicht mitziehen will und wie ich ihn oder sie dazu bewegen kann, uns doch zu unterstützen. Manchmal muss ich vermitteln, damit sich zwei wieder vertragen. Jedenfalls ist es phänomenal wichtig, dass alle an einem Strang ziehen, wenn etwas erreicht werden soll.

Vielleicht fragen Sie sich jetzt, was das Ganze eigentlich soll. Ich bin der Meinung, es hat relativ viele Effekte. Zum einen finde ich eine Menge über das Wesen des Konflikts heraus und bekomme eine Idee davon, was ich tun könnte. Am wichtigsten erscheint mir, dass es mir auf diese Art gelingt, eine gewisse Distanz zu meinem Problem zu bewahren. Während ich früher oft das Gefühl hatte, mich selbst zu boykottieren, ohne zu wissen, wieso ich das tat oder was ich dagegen tun sollte, wird mir auf diese Art bewusst, dass ich selbst als Ganzes so viel mehr bin als dieser kleine Teil in mir, der nicht mitzieht. Ich kann mich dann gar nicht mehr so hilflos fühlen wie früher. Es ist, als würde ich aus der Vogelperspektive herabschauen und die Fäden ziehen, was ja letztlich auch so ist, obwohl man sich dessen oft nicht bewusst ist. Nicht zuletzt wird mit solchen Spielchen die Fähigkeit trainiert, kreative Lösungen für knifflige Herausforderungen zu finden, und man bringt einen Spaßfaktor in eine ernste Angelegenheit.

Als ich einmal einer Kundin diese Übung empfahl, nahm sie es zum Anlass, ein richtiges Improvisationstheater mit ihren inneren Persönlichkeiten zu inszenieren. Sie gewann etliche spannende Erkenntnisse über sich selbst, denn sobald man sich wirklich auf einen solchen Prozess einlässt, gewinnt er eine Eigendynamik, und es ist dann fast so, als würde man einem Schauspiel zusehen, das mit einem selbst nicht das Geringste zu tun hat. Man ist ganz aufgeregt, wie es wohl ausgehen wird, identifiziert sich viel weniger mit den einzelnen Problemen und versinkt nicht so tief in emotionalen Dramen.

Schreiben Sie Ihr Happy End

Ich habe mir schon überlegt, einmal einen Roman zu schreiben, in dem meine ganz persönlichen Helden die handelnden Personen sind und in den ich gleich einarbeiten kann, wie meine Geschichte im Idealfall ausgehen sollte. Das ist übrigens eine weitere immens effektive Spielart. Sie können die Geschichte Ihrer Heilung schreiben, als Theaterstück inszenieren oder beides.

Wie soll das Happy End aussehen und wie der Weg dorthin? Lassen Sie Ihrer Fantasie freien Lauf, schreiben Sie alles auf, und Sie werden feststellen, dass bereits während des Schreibens bedeutende Veränderungen in Ihnen vorgehen. Außerdem wird es Ihnen viel Freude bereiten, die Geschichte anschließend zu lesen, vielleicht auch mehrmals. Derartige Aktivitäten entwickeln eine gewaltige Kraft, weil Sie durch sie einen immensen Einsatz beweisen, sich über längere Zeit konsequent mit Ihrem Vorhaben beschäftigen und auf die Lösung ausgerichtet bleiben. Während des Tuns werden Sie eine Menge Gefühle freisetzen, die Ihr Schlüssel zu dem Energielevel sind, das Sie erreichen wollen. Ihr Ziel aus den Augen zu verlieren und in alten Mustern zu verharren kann Ihnen dann gar nicht passieren.

Übrigens, um noch einmal kurz auf Ihre »Mitarbeiter« zurückzukommen: Auch andere Autoren empfehlen die Auseinandersetzung mit den Persönlichkeitsanteilen, benennen sie aber nach ihren Rollen wie »innerer Richter« oder »inneres Kind«. Das gefällt mir nicht so gut, weil ich der Meinung bin, dass wir eine andere Beziehung zu ihnen aufbauen, wenn sie ganz normale menschliche Namen haben und wir uns auch vorstellen, wie sie aussehen. Im Laufe der Zeit gewinnt man sie auf diese Weise alle lieb und spürt genau, dass sie es nie böse meinen, sondern manchmal einfach nicht aus ihrer Haut herauskönnen. Dann kann man sie im Geiste in den Arm nehmen oder auch ein wenig necken und zum Lachen bringen, und schon fühlt sich alles anders an. »Innerer Richter« klingt für mich nicht nach jemandem, den ich lieb gewinnen kann. Er erscheint mir sehr mächtig, und wenn ich es überhaupt wage, mich mit ihm zu unterhalten, wird am Ende doch er das Urteil fällen, sodass mir eine derartige Vorstellung eher hinderlich erscheint.

Das Ziel einer solchen Arbeit mit sich selbst, die vielmehr ein Spiel ist, sollte sein, dass am Ende alle zusammenarbeiten und jeder sich gehört und angenommen fühlt. Keinesfalls soll jemand ausgegrenzt, bestraft oder gar hinausgeworfen werden. Schließlich gehört jeder einzelne dieser Anteile zu Ihnen, und er wird Sie nur umso lauter anschreien, je mehr Sie ihm Ihre Aufmerksamkeit verweigern. Wie ich schon im vorangegangenen Kapitel im Zusammenhang mit den inneren Einwänden beschrieben habe: Hören Sie allen inneren Stimmen zu, und entscheiden Sie dann, wie Sie mit dem Gehörten umgehen wollen. Früher hätten Sie vielleicht versucht, einer solchen Stimme den Mund zu verbieten, doch jetzt wissen Sie, dass das erstens gar nicht förderlich ist und zweitens auch nicht notwendig, weil sie Ihnen nichts anhaben kann; sie möchte nur, dass Sie ihr einmal Ihre Aufmerksamkeit schenken.

Aufstellungsmethoden für den Hausgebrauch

Verschiedene Formen der Aufstellung bieten eine weitere Möglichkeit, Probleme zu repräsentieren, um aktiv mit ihnen umgehen zu können. Sicher haben Sie schon einmal vom Familienstellen gehört, vielleicht auch von der Gestalttherapie, dem Psychodrama oder dem »Walking in your shoes«, einer recht modernen Variante. Normalerweise geht man davon aus, dass für all diese Methoden ein erfahrener Therapeut benötigt wird, doch ich bin der Meinung, dass es sehr wertvoll ist, sich hier durchaus auch selbst auszuprobieren. Ich höre schon den Aufschrei der Experten, aber Sie kennen mich ja inzwischen und wissen, dass ich ein großer Fan der Eigenverantwortung bin und Sie selbst für den besten Experten in Bezug auf Ihre Probleme halte. Ich bitte Sie aber, niemals ein Problem zu repräsentieren, wie bei Aufstellung sonst üblich, sondern sich stets, wie bei allen anderen Vorgehensweisen, die ich in diesem Buch beschrieben habe, ausschließlich auf die Lösung auszurichten.

Ich möchte Ihnen nun meine ganz eigene Methode vorstellen, die ganz unbeabsichtigt an einem gemeinsamen Nachmittag mit einer guten Freundin entstanden ist. Weil man dabei auf Informationen zurückgreift, die im sogenannten Morphogenetischen Feld gespeichert sind, habe ich sie »Morphogenetic Download« genannt. Der englische Biochemiker Rupert Sheldrake hat den Begriff des Morphogenetischen Feldes geprägt und viele Jahre in diesem Bereich geforscht. Er geht davon aus, dass wir von einer Art Energiefeld umgeben beziehungsweise durchdrungen sind, das uns mit dem gesamten Universum verbindet und somit auch mit allem, was darin an Wissen und Gefühlen enthalten ist. Wir brauchen uns also theoretisch nur anzudocken und können alles erfahren, was uns interessiert; es gibt nichts, wozu wir keinen Zugang hätten. Durch dieses Feld erklärt sich nach Sheldrake, warum zum Beispiel Ihre Leberzellen wussten, dass sie zu Leberzellen werden mussten, obwohl sie genau die gleichen genetischen Codes enthalten wie Ihre Rückenmarkszellen.

Wenn Sie schon einmal bei einem Familienstellen dabei waren, haben Sie die Feldenergie vielleicht sogar am eigenen Leib gespürt. Dabei werden einige der Teilnehmer gebeten, bestimmte Familienmitglieder der betroffenen Person zu repräsentieren. Es ist wirklich beeindruckend, wie es möglich ist, dass man sich dann unmittelbar in diesen Menschen, den man nie zuvor gesehen und von dem man noch nie etwas gehört hat, hineinversetzt und sich auch so fühlt wie er, nur weil man einen bestimmten Platz im Raum eingenommen hat. Falls Sie die Methode noch nicht kennen, hier eine kurze Erklärung: Das klassische Familienstellen wird in einer Gruppe von mindestens zehn Personen durchgeführt, die sich untereinander üblicherweise nicht kennen. Es gibt einen Aufstellungsleiter, jemanden, auf dem ein Leidensdruck lastet und der seine Problematik bearbeiten möchte, und Gruppenmitglieder, die als Stellvertreter fungieren. Sie repräsentieren Verwandte des Teilnehmers, dem geholfen werden soll, oder andere ihm wichtige Personen und werden von ihm ganz nach seinem Empfinden zunächst ausgewählt und dann im Raum platziert. Er sucht auch jemanden aus, der ihn selbst vertritt, und stellt ihn oder sie dorthin, wo es stimmig erscheint. Hierbei ist nicht nur die Position wichtig, sondern auch die Blickrichtung, also wer wem zugewandt ist.

Erstaunlicherweise haben die Repräsentanten, unmittelbar nachdem sie aufgestellt wurden, ein ganz klares Empfinden für die Situation, obwohl sie nichts davon wissen. Sie fühlen sich zu bestimmten anderen Darstellern hingezogen, spüren anderen gegenüber Hass oder Wut. Jedenfalls ganz offensichtlich Gefühle, die nicht ihre eigenen sind, sondern die denjenigen der Person entsprechen, in deren Rolle sie geschlüpft sind. Das kann so stark sein, dass jemand spontan in Tränen ausbricht, plötzliche Übelkeit empfindet oder Ähnliches. Der Aufstellungsleiter stellt nun verschiedenste Fragen an die Stellvertreter und macht sich ein klares Bild. Anschließend greift er klärend ein, indem er Veränderungen vornimmt. Er stellt zum Beispiel Personen an andere Plätze, vermittelt zwischen den Protagonisten und lässt sie Sätze nachsprechen, die sie an andere Teilnehmer richten sollen.

Wenn er die schwierige Situation für gelöst erachtet, stellt er den betroffenen Klienten selbst wieder an seine eigene Stelle und lässt ihn die neue Lage wahrnehmen. Sehr oft ist es so, dass derjenige befreit nach Hause geht und im Nachhinein tatsächlich erlebt, dass sich Familienangehörige, die bei der Aufstellung dargestellt wurden, völlig anders verhalten.

Morphogenetic Download, meine eigene Aufstellungsmethode

Meine Freundin Sabine besuchte mich an einem wunderschönen Nachmittag im August. Wir hatten uns längere Zeit nicht gesehen und uns entsprechend viel zu erzählen. Es war nicht lange her, dass ihre letzte Beziehung zerbrochen war, und sie war noch ziemlich traurig darüber. Unter anderem deswegen, weil ihr allmählich klar wurde, dass sie sich stets auf den gleichen Typ Mann einließ und ihre Erfahrungen sich wiederholten. Mit Anfang vierzig hatte sie immer noch nicht den Lebenspartner gefunden, den sie sich so sehr wünschte. Reflektiert, wie sie war, suchte sie die Schuld dafür aber nicht bei den Männern, sondern war bereit, in sich zu forschen.

»Schon lange will ich wegen dieses Beziehungsproblems zu einem Familienstellen gehen, aber ich finde einfach keine Zeit dafür. Immer kommt etwas dazwischen«, sagte sie. »Aber mir reicht es langsam, ich kann wirklich darauf verzichten, dass mir das noch einmal passiert. Ich muss an mir arbeiten.«

Weil ich ihr helfen wollte, schlug ich ihr vor, es mit einer Runde »Walking in your shoes« (englisch für »In deinen Schuhen laufen«) zu probieren, um zu sehen, ob wir mehr darüber herausfinden konnten, was zu tun war. Da man sich bei dieser Methode allerdings bewegen muss und Sabine einen jungen Hund dabeihatte, der ununterbrochen an mir hochsprang, funktionierte es einfach nicht. Enttäuscht brachen wir den Versuch ab, setzten uns hin, damit sich der Hund beruhigte, und überlegten, was wir tun konnten. Plötzlich hatte ich einen Geistesblitz.

»Weißt du was, Sabine? Ich habe eine Idee! Ist es nicht eigentlich Blödsinn, wenn ich mich in dein Problem hineinversetze, um herauszufinden, was die Ursache dafür sein könnte? Ich hatte noch nie solche Schwierigkeiten mit Beziehungen. Wäre es da nicht viel besser, du würdest in meine Rolle schlüpfen und einmal fühlen, wie sich meine Haltung für dich anfühlt? Lass es uns probieren, vielleicht hilft dir das.«

Sabine war begeistert und neugierig. Also suchte ich mir eine Position im Raum, an der ich mich selbst repräsentierte, und entschied intuitiv, an welcher Stelle ich mein Verhalten in Beziehungen ansiedeln würde. Dort platzierte sich meine Freundin, und wir beide spürten sofort, wann sie genau richtig stand und in welcher Richtung ihr Blick für uns beide stimmig war.

Augenblicklich nahm sie eine andere Körperhaltung ein und ihre Mimik veränderte sich. Sie begann schallend zu lachen und rief: »Das ist ja vollkommen unglaublich, du hast nicht das geringste bisschen Angst, dass du verletzt werden könntest, und du machst dir überhaupt keine Gedanken!«

Ich erwiderte nichts, ließ sie einfach in Ruhe das Gefühl erforschen und hörte ihr zu. Sie war richtig euphorisch, und es war offensichtlich, dass sie etwas spürte, was ihr – zumindest im Zusammenhang mit Männern – völlig neu war.

Auch mir ging es gut, denn es machte mir große Freude, jemanden mit etwas, das für mich ganz selbstverständlich war, bereichern zu können.

Offenbar hatte ich ihr eine neue Sichtweise eröffnet, ihr war plötzlich auf sehr einprägsame Weise klar geworden, dass ihre Art, mit bestimmten Dingen umzugehen, nicht die einzig mögliche war.

Um etwas zu erreichen, ist es eine großartige Hilfe, das, was man sich wünscht, einmal spüren zu können. Doch es ist keine leichte Übung, sich reich zu fühlen, wenn man arm ist, oder gesund, wenn man krank ist. Da ist es schon eine wunderbare Unterstützung, wenn man auf jemanden zurückgreifen kann, der einem dabei hilft.

Nach diesem Erlebnis mit meiner Freundin habe ich ausführlich zu recherchieren und zu experimentieren begonnen. Bald schon habe ich den ersten Halbtagesworkshop mit einer genialen Gruppe gehalten, und wir konnten uns gegenseitig immens bereichern, indem wir unsere besonderen Qualitäten ausgetauscht haben. Erst wollten die Teilnehmer mein Selbstbewusstsein vor Publikum spüren und mein Schlanksein, dann haben wir alle in der Wertschätzung einer anderen Teilnehmerin gebadet und in der Kreativität einer Künstlerin, die Teil der Gruppe war. Schließlich wurden wir immer übermütiger und kamen auf die Idee zu versuchen, die Energie des Erfolges von Anthony Robbins zu spüren. Es klappte wunderbar. Eine von uns schlüpfte in Anthonys Rolle, stellte sich auf und entschied intuitiv, wo sie, im Verhältnis zu ihrer eigenen Position, ihren Erfolg ansiedeln würde. Dort stellten wir uns dann alle der Reihe nach hin und fühlten uns ein.

Mittlerweile habe ich etliche solcher Seminare gehalten, und es war immer ein sehr berührendes und verbindendes Ereignis.

Wer hat, was Sie haben wollen?

Sie können diese oder eine ähnliche Herangehensweise für sich nutzen, um mit verschiedenen Gefühlen in Kontakt zu kommen, die hilfreich für Ihre Ziele sein könnten. Selbst dann, wenn Sie alleine sind. Entscheiden Sie zunächst einmal, was Sie gerne fühlen möchten. Stellen Sie sich dann die Frage, ob es jemanden gibt, von dem Sie glauben, dass er genau das, was Sie suchen, in sich trägt. Das kann eine Person aus Ihrem Umfeld sein, aber auch ein Prominenter, wichtig ist nur, dass Sie eine relativ konkrete Vorstellung von diesem Menschen haben.

Jetzt versetzen Sie sich in dessen Rolle. Wo würde er (oder sie natürlich, bitte sehen Sie es mir nach, wenn ich für den besseren Schreibfluss nicht immer beide Geschlechter aufführe. Selbstverständlich sind beide gemeint) stehen und in welcher Körperhaltung? Nehmen Sie diesen Platz ein, und versuchen Sie zu erspüren, wo nun die bestimmte Eigenart dieser Person ihren Platz hat, die für Sie interessant ist. Akzeptieren Sie jede Antwort, die Ihnen in den Sinn kommt, und wechseln Sie noch einmal den Platz. Sie stellen sich direkt mitten in die gewünschte Energie hinein und nehmen Sie sie in sich auf. Wenn Sie zum Beispiel das Gefühl haben, das Selbstwertgefühl der Person ist rechts hinter Ihrer rechten Schulter angesiedelt, aber etwas erhöht, dann nehmen Sie einen Stuhl zu Hilfe und steigen Sie hinauf. Wenn Sie glauben, das Gefühl für Gesundheit umgibt einfach den gesamten Menschen, dann bleiben Sie genau da, wo Sie sind, richten sich aber im Geiste noch einmal explizit darauf aus, dass Sie jetzt die Gesundheit fühlen wollen.

Haben Sie absolut keine Hemmungen, experimentieren Sie einfach. Glauben Sie bitte nicht, dass Sie der »Vorbildperson« etwas wegnehmen; ganz im Gegenteil, indem Sie ihre Qualitäten wertschätzen, bestärken Sie sie sogar darin. Es ist allerdings eine schöne Geste, wenn Sie sich herzlich bedanken, sobald Sie das Energiefeld wieder verlassen. Selbstverständlich können Sie eine solche Übung so oft wiederholen, wie Sie möchten, oder mit verschiedenen Zielpersonen hintereinander durchführen.

Wenn Sie die Möglichkeit haben, mit jemandem, von dem Sie sich gerne etwas abschauen oder, besser gesagt, »abfühlen« würden, persönlich eine solche Aufstellung zu machen, bitten Sie ihn einfach darum. Dann soll derjenige selbst eine Position im Raum einnehmen und bestimmen, wo seiner Meinung nach der Ort in seinem Umfeld ist, an dem er seine besondere Eigenschaft spürt. Er bleibt dann ruhig dort, wo er ist, während Sie sich, entsprechend seiner Einschätzung, in seine Nähe stellen. Es wird auch ihm guttun, weil es sehr bereichernd ist, jemanden zu beschenken. Noch dazu, wenn man dafür gar nichts hergeben muss.

Bei anderen Aufstellungsformen ist ein erfahrener Therapeut deshalb nötig, weil man sich häufig in die Energie von Problemen hineinstellt, um etwas über deren Ursache herauszufinden. Dabei kann es passieren, dass der Stellvertreter auf sehr unangenehme Weise von negativen Gefühlen übermannt wird oder sich anschließend nicht mehr ganz davon lösen kann. Oder derjenige, der etwas über sein Problem wissen wollte, erfährt etwas, das er verdrängt oder nicht gewusst hat und das er nicht ohne Weiteres verkraften kann. Beim Morphogenetic Download brauchen Sie so etwas überhaupt nicht zu befürchten, weil Sie sich ja in etwas hineinstellen, das Sie selbst gerne haben möchten. Sie richten sich also einerseits auf etwas Positives aus und andererseits auf etwas ganz Konkretes. Da es demzufolge nichts aufzulösen gibt, können Sie sich ganz alleine ausprobieren. Das Schlimmste, was passieren kann, ist, dass Sie nichts fühlen oder dass Sie Angst vor dem positiven Gefühl empfinden, in der Regel in dem Moment, bevor Sie sich in die Energie hineinstellen, also an der Schwelle. Das ist ein Zeichen dafür, dass Ihr System weiß, dass Sie eine echte Veränderung erleben werden, wenn Sie diesen Schritt gehen. Entscheiden Sie sich klar, ob Sie sich überwinden wollen – Sie können ja jederzeit nach wenigen Sekunden aus der Energie heraustreten – oder ob Sie lieber noch warten und es am nächsten Tag noch einmal probieren. Vielleicht mit einer Person, die Ihre Hand dabei hält. Was auch immer Sie beschließen, wird richtig sein. Auch wenn Sie zunächst gar nichts spüren, sich also einfach fühlen wie immer, ist das ein Zeichen für eine unbewusste innere Blockade gegen die Weiterentwicklung. In diesem Fall wäre mein Rat, sich immer wieder klar darauf auszurichten, das Gefühl fühlen zu wollen, und die Übung so lange zu wiederholen, bis es schließlich klappt.

Wenn Sie jedoch deutlich in Kontakt mit einem Gefühl kommen, das Ihnen unbekannt ist, genießen Sie es in vollen Zügen, stellen Sie sich vor, dass Sie so viel wie möglich davon aufnehmen und in Ihrem ganzen Körper verteilen. Es ist eine gute Idee, wenn Sie jetzt eine ungewöhnliche Bewegung, zum Beispiel einen festen Druck auf eine bestimmte Körperstelle, durchführen, die Sie sich einprägen, damit Ihnen die Wiederholung dieser Geste zu einem späteren Zeitpunkt dabei helfen kann, das Gefühl wieder in Ihr Bewusstsein zu holen.

Kissen sind tolle Stellvertreter

Es gibt noch andere Möglichkeiten, etwas zu repräsentieren, zu erforschen, wie sich etwas anfühlt, und gegebenenfalls die Energie dieser Empfindung tief in sich aufzunehmen. Wie ich schon kurz erwähnt habe, nehme ich gerne ein Kissen als Stellvertreter für eines meiner Ziele. Ich positioniere mich so im Raum, wie es mir für meine momentane Situation stimmig erscheint, und lege mein Zielkissen in passendem Abstand von mir auf den Boden, je nachdem, wie weit ich glaube, noch davon entfernt zu sein. Dann bewege ich mich langsam auf das Ziel zu und beobachte interessiert die Gefühle, die dabei in mir entstehen. Sehr oft kommt Widerstand auf, Aufregung oder Ähnliches. Manchmal muss ich eine Pause einlegen, die Hand auf die Empfindung legen und so lange hineinatmen, bis sie sich zumindest so weit auflöst, dass ich weitergehen kann. Manchmal kommt es vor, dass ich weinen muss, und auch das ist vollkommen in Ordnung. Ich stelle mich allem und bleibe einfach auf dem Weg, egal, wie viele Pausen ich brauche.

Wenn ich schon weiß, dass es deutliche Hindernisse geben wird, bevor ich losmarschiere, lege ich noch weitere Kissen zwischen mich und mein Ziel und benenne sie. Eine häufige Hürde ist natürlich die Angst, manchmal entdecke ich aber auch, dass mich Selbstmitleid, Stolz, Perfektionismus oder Rechthaberei von meiner Vision fernhalten. Dann bin ich gezwungen, einen Weg zu finden, daran vorbeizukommen, indem ich sie zur Seite lege oder darübersteige. Ab und zu ist es mir ein Bedürfnis, eines wegzutreten oder ein wenig darauf herumzutrampeln. Hierbei ist übrigens wichtig, dass die Polster, die die Hürden darstellen, immer kleiner sein sollten als das große Zielkissen am Ende. Wenn ich letztlich dort angekommen bin, hebe ich es auf, drücke es an mich und spüre die herrliche Energie, solange wie ich möchte. Oft sitze ich noch stundenlang mit dem Kissen vor dem Bauch am Schreibtisch, und einmal bin ich sogar am Abend damit ins Bett gegangen. Alles ist erlaubt, nur eines nicht: die Hindernisse mitzunehmen. Sie müssen auch dann zurückgelassen werden, wenn es schmerzhaft erscheint. Aber keine Sorge: Wenn Sie schon kurz danach die Kraft des Ziels spüren, lässt das den Verlust ganz leicht verkraften.

Auch einfache Zettel können fantastische Dienste leisten

Eine letzte Variante dieser Übung, die ich regelmäßig anwende, ist folgende: Auf einem Zettel vom Format DIN A4 oder größer notiere ich relativ groß und in wenigen Worten die Beschreibung des Zustandes, in dem ich mich befinde, zum Beispiel »Schreibblockade«. Dann nehme ich ein zweites Blatt, auf dem ich das notiere, was mir lieber wäre, in diesem Fall also »frei fließende Kreativität«. Dann lege ich beide Blätter an einer stimmigen Stelle auf den Boden und stelle mich der Reihe nach mit beiden Beinen auf jeweils eines davon. Zunächst auf die Ausgangssituation, damit ich noch einmal deutlich merke, wie sie sich anfühlt. Wenn ich dann die Nase voll davon habe, sage ich mir, dass es jetzt reicht, und wechsle in die Wunschposition. Dort überkommt mich sofort ein sehr viel schöneres Gefühl, und ganz ähnlich wie beim Morphogenetic Download mit anderen Personen wird mir sofort deutlich bewusst, worin der Unterschied zwischen diesen beiden Situationen liegt. Meist bemerkt man dabei eine absolute Selbstverständlichkeit, wie ja auch meine Freundin Sabine es sofort ausdrückte, als sie meine Art spürte, eine Beziehung zu führen. »Du machst dir überhaupt keine Gedanken«, hatte sie gesagt und genau das ist es. Je mehr Sie über eine Sache nachdenken, umso schwerer wird sie Ihnen fallen; leicht von der Hand geht etwas nur, wenn man sich keinen Kopf macht, sondern einfach handelt. Dr. Manfred Winterheller sagte einmal in einem seiner fantastischen Vorträge: »Wenn Sie bei einem Tennismatch haushoch im Rückstand sind und das Blatt noch wenden wollen, müssen nur zu Ihrem Gegner sagen: ›Du spielst heute so gut, sag, was machst du anders als sonst?‹ Dann beginnt er nachzudenken, und Sie machen einen Punkt nach dem anderen.«

Lösungen werden nicht durch Nachdenken gefunden

Was mich stets davon abhält, ins Grübeln zu verfallen, ist mein »Zauberbuch«, ein schönes, buntes Büchlein mit ursprünglich ganz leeren Seiten. Wann immer ich vor einem Problem stehe, zu dem mir nicht gleich etwas einfällt, nehme ich es zur Hand und halte noch einmal schriftlich fest, worum es eigentlich geht. Und zwar so klar und kurz wie möglich. Dann bitte ich darum, dass mir eine Lösung gezeigt wird; das passiert in der Regel so schnell, dass ich es selbst kaum glauben kann. Allein durch das klare Ausformulieren fällt mir meist sofort etwas ein.

Während ich zum Beispiel an einem Buch schreibe, nehme ich fast auf jeder Seite das Büchlein zur Hand, weil sich immer wieder Herausforderungen stellen. Ich merke plötzlich, dass mir gar nicht wirklich klar ist, was ich eigentlich ausdrücken möchte, oder entdecke bei der schriftlichen Ausformulierung, dass in einer Aussage ein Widerspruch enthalten ist, und weiß nicht, wie ich ihn ausräumen kann. Manchmal fehlt eine Information oder ein Fallbeispiel. Früher hätte ich stundenlang gegrübelt, doch es spart Zeit und macht viel mehr Freude, quasi auf Knopfdruck einen genialen Weg zu finden. Das Zauberbuch ist voller unvollendeter Sätze, weil ich mir gar nicht die Zeit nehme, das, was mir eingefallen ist, dort noch niederzuschreiben. Ich wende es lieber gleich an.

Wenn ich nicht weiß, wie ich einem Klienten am besten helfen kann, ich selbst einmal Beschwerden habe oder einen Rat brauche, wie ich mich in einem Konflikt verhalten soll, gehe ich genauso vor. Ich schreibe es in das Buch und habe bisher noch immer eine Antwort bekommen. Ich kann Ihnen nur raten, sich auch eines zuzulegen.

Derartige Übungen regelmäßig durchzuführen wird Ihre Intuition und Ihr Einfühlungsvermögen fördern, und ewird erheblich dazu beitragen, dass Ihnen das konstruktive, lösungsorientierte Denken immer mehr in Fleisch und Blut übergeht. Weitere Vorteile davon, möglichst spielerisch mit Ihren Problemen umzugehen, habe ich teilweise bereits erwähnt; ich möchte Sie aber noch einmal zusammenfassen.

- Sie nehmen der Angelegenheit ihren Ernst.

- Sie wahren eine gewisse Distanz zu der Herausforderung und identifizieren sich nicht mehr so stark damit.

- Sie werden aktiv und fühlen sich nicht mehr hilflos.

- Sie entdecken Freude daran, über sich hinauszuwachsen, und gewinnen an Selbstwertgefühl.

Es versteht sich von selbst, dass Sie jeden meiner Vorschläge auch abwandeln und ergänzen können, und wahrscheinlich werden Ihnen noch viel bessere eigene Spiele einfallen. Wer so an sich arbeitet, verschwendet keine Zeit, darüber nachzusinnen, warum es ihm so schlecht geht und allen anderen scheinbar so viel besser, sondern er richtet sich klar auf eine Lösung aus, indem er sich fragt, was er sich stattdessen wünschen würde und wer oder was ihm dabei helfen kann, sein Ziel zu erreichen.

Was Sie beim Einkaufen lernen können

Erscheint es Ihnen schwierig zu handeln, statt zu grübeln? Wenn ja, kann ich Ihnen versichern, dass diese pragmatische Haltung Ihnen ganz sicher nicht fremd ist, es ist nämlich die Art, wie wir alle in einem Supermarkt einkaufen gehen. Wir machen keine große Sache daraus. Wir überlegen uns kurz, was wir brauchen, und gehen dann einfach dorthin, wo es steht. Auf unserem Weg passieren wir viele andere Dinge, die wir in der Regel gar nicht beachten. Niemals würden wir uns ärgern, dass wir daran vorbeigehen müssen, obwohl wir sie nicht brauchen. Wir wissen ja, dass andere dafür Verwendung haben oder auch wir selbst, nur zu einem anderen Zeitpunkt. Sobald wir alles ausgewählt haben, was wir benötigen, lassen wir etwas als Gegenwert zurück und gehen nach Hause. Dort sind wir normalerweise mit dem, was wir ausgesucht haben, auch zufrieden. Nur in seltenen Fällen entspricht etwas nicht unseren Erwartungen. Das wird dann zur Folge haben, dass wir das nächste Mal etwas anderes nehmen. Wir verbuchen es einfach als Erfahrung und machen wieder keine große Sache daraus. Eventuell gehen wir es auch umtauschen, oder wir werfen es weg.

Wenn wir doch so leben würden, wie wir einkaufen gehen! In der Realität halten wir es dagegen so, dass wir uns zunächst nicht entscheiden können, was wir überhaupt wollen, dann schaffen wir es nicht, uns wirklich darauf auszurichten und uns ihm zu nähern. Ständig bleiben wir vor etwas anderem stehen und lamentieren, wer uns dieses Zeug in den Weg gestellt hat. Wir machen einen Riesenzirkus, weil wir insgeheim glauben, dass das, wofür wir uns nach langem Hin und Her endlich entschieden haben, nicht verfügbar sein wird, dass wir es uns nicht leisten können oder der Supermarktleiter es lieber jemand anderem geben will. Weil wir uns vor dieser Enttäuschung so fürchten, gehen wir gar nicht erst zu dem betreffenden Regal und schauen nach, ob das Objekt unserer Begierde verfügbar ist und zu welchem Preis. An dem, was wir dann schließlich doch mit nach Hause nehmen, lassen wir kein gutes Haar. Wir sind fassungslos darüber, dass man uns so eine schlechte Qualität angeboten hat und wir selbst so dumm waren, uns diesen Schund unterjubeln zu lassen.

Was halten Sie davon, Ihre Erfahrungen beim Einkaufen auch in anderen Bereichen zu nutzen?

Sehen Sie sich mit offenen Augen nach allem um, was Sie brauchen können, und packen Sie es im übertragenen Sinn in Ihren Einkaufswagen, nämlich auf Ihre Zielliste. Und dann überlegen Sie sich, welchen Einsatz Sie zu geben bereit sind, und beginnen Sie damit, diesen zu erbringen. Hadern Sie nicht, wenn Sie etwas zurückgelassen haben; auch dann nicht, wenn Sie etwas genommen haben, was nicht exakt Ihren Erwartungen entspricht. Lernen Sie, was Sie daraus lernen können, und gehen Sie einfach weiter. Es ist nichts passiert, Sie befinden sich ja ohnehin ständig auf Einkaufstour. Egal, was Sie sehen, ob es ein schönes Haus ist, eine reizvolle Eigenschaft eines anderen Menschen, eine Tätigkeit, die Sie gerne probieren würden, denken Sie einfach: »Das gefällt mir, das hole ich mir auch in mein Leben.«

Sie werden sich dabei einen völlig anderen Blick auf die Welt aneignen und automatisch Ihre Aufmerksamkeit auf die schönen Dinge richten. Auch wenn Sie mit anderen Menschen zusammen sind, werden Sie sie ganz anders wahrnehmen, weil Sie sich darauf konzentrieren werden, was Sie sich von ihnen abschauen können, und nicht auf die Kleinigkeiten versteifen, die es an ihnen auszusetzen gibt. Und mit der Zeit wird Sie diese Freude nicht mehr loslassen, die auch ein kleines Kind empfindet, wenn es sich im Spielwarenladen etwas aussuchen darf.

Sie kennen das Gefühl also garantiert aus Ihrer Kindheit, und ich möchte Sie einladen, es wieder zu sich zurückzuholen: diesen Entdeckerdrang, die Freude an kniffligen Aufgaben und das Vertrauen, alles schaffen zu können. Wenn Sie sich schwertun, sich wie ein Held oder eine Heldin zu fühlen, versetzen Sie sich in die Rolle einer Figur aus Ihrer Kindheit, die Sie bewundert haben. Wie wären Sie gerne gewesen?

Erinnern Sie sich, und dann seien Sie genau so.

Nehmen Sie dankbar alles an, was das Leben Ihnen bietet!

Auch wenn ich in diesem Buch schon mehrmals erwähnt habe, dass man bei allem, was man erreichen möchte, die aktuelle Situation erst einmal annehmen muss, bevor sie sich verändern kann, möchte ich diesem Thema auch ein eigenes Kapitel widmen, weil es so unglaublich wichtig ist.

Ich persönlich habe diesbezüglich gleich mehrere beeindruckende Lektionen erhalten. Eine erste Idee von der Macht der Akzeptanz habe ich bekommen, als ich nach dreizehnjähriger Krankheit vor lauter Verzweiflung beschloss, mich mit meinen schlimmen Herz- und Darmbeschwerden abzufinden, weil ich keine Kraft mehr hatte, dagegen anzukämpfen. Nie hätte ich gedacht, dass das der notwendige Schritt war, um endlich gesund werden zu können. Wenig später, nach der Trennung von meinem Exmann, dauerte es jedoch wieder einige Jahre, bis ich mich daran erinnerte, dass ich eine Situation zuerst annehmen musste, bevor ich weitergehen konnte.

Symptome können nach einiger Zeit zurückkommen

Als ich schon lange gesund war und mir ein völlig neues Leben aufgebaut hatte, in einer Phase, in der es mir wirklich gut ging und sich viele lang gehegte Träume erfüllten, bekam ich eine weitere Gelegenheit, mein Vertrauen auf ein noch höheres Level zu heben. Nachdem ich so viele Jahre nahezu ständige Todesangst durchgestanden hatte und nach der Scheidung einer ähnlich intensiven Existenzangst begegnet und entkommen war, hätte ich zu diesem Zeitpunkt sicher gesagt, dass mich so schnell nichts mehr erschrecken könnte. Doch das war offensichtlich ein Irrtum. Es gab da etwas, mit dem ich ganz und gar nicht gerechnet hatte, nämlich damit, dass die Beschwerden nach so langer Zeit und trotz all meiner Arbeit an mir selbst von einem Tag auf den anderen zurückkommen würden.

Es traf mich wie ein Blitzschlag, und allerlei Gedanken kreisten pausenlos in meinem Kopf. Am meisten störte mich wahrscheinlich, dass ich überhaupt nicht begreifen konnte, warum mir das passierte. Ich achtete auf meinen Körper, hatte eine funktionierende Beziehung, ein schönes Leben und ich lebte erfolgreich meine Bestimmung. Woran hätte ich arbeiten sollen? Ich fand es ungerecht, dass ich so vielen Menschen half, gesund zu werden, und selbst schon zum zweiten Mal so etwas durchmachen sollte, wo ich doch überzeugt war davon, dass jeder das bekommt, was er anderen zu erreichen hilft. Was, wenn das, was ich den Leuten seit einem Jahrzehnt erzählte, gar nicht stimmte? Mit einem Schlag stellte ich alles infrage, was ich in den letzten Jahren gemacht hatte. Ich würde umgehend damit aufhören müssen, diesen Job auszuüben. Schließlich war ich nicht bereit, irgendjemanden anzulügen. Doch was sollte ich stattdessen tun, wenn alles, wofür ich gebrannt hatte, keinen Sinn mehr hatte? Wie eine blutige Anfängerin schwankte ich einige Wochen lang zwischen Phasen totaler Verdrängung und tiefster Verzweiflung. Es war mir unmöglich, konstruktiv mit der Sache umzugehen.

Irgendwann erinnerte ich mich aber. Erzählte ich nicht selbst immer etwas vom Annehmen und dass man nicht sehen kann, wie man von einer Sache profitieren wird, solange man im Widerstand hängen bleibt? Also fasste ich den Entschluss, meinen Zustand annehmen zu wollen.

Was nicht angenommen wird, bleibt

Es ist ein weitverbreiteter Irrtum zu glauben, man müsse sich gegen etwas wehren, damit es sich nicht niederlassen kann. Vielmehr ist das Gegenteil der Fall: Solange man sich gegen etwas wehrt, so lange bleibt es garantiert. Sie erinnern sich sicher an das Bild von dem Kind, das so lange nicht zum Spielen aufstehen darf, bis es seine Hausaufgaben erledigt hat. Nicht, weil man es bestrafen möchte, auch wenn es sich für das Kind wahrscheinlich so anfühlt, sondern weil es so wichtig ist, dass es lernt.

Ich stellte mir also vor, die Beschwerden würden von meinem ganzen Körper Besitz ergreifen und die totale Kontrolle übernehmen, und ich ließ mich in dieses Bild hineinfallen. Ich sagte mir immer wieder, dass ich diese Situation haben dürfe, dass sie völlig in Ordnung sei und alles einen Sinn habe. Dass ich auch dann bereit wäre, die Situation anzunehmen, wenn sie mich umbrächte. Parallel dazu kontaktierte ich meine innere Stimme, sagte ihr, dass ich wirklich wissen wolle, worum es in diesem Prozess gehe, und dass ich bereit sei, mich hinzugeben. Bald schon bekam ich das Gefühl, dass es wirklich etwas Wichtiges zu lernen gab, und ich brannte darauf zu erfahren, was es sei. Mir wurde gezeigt, es habe etwas mit einem Kapitel aus meinem Buch »No Drama« zu tun. Darin ging es um Entscheidungen, und ich hatte geschrieben, dass es völlig falsch sei zu glauben, es gebe nur zwei Alternativen: etwas zu tun oder etwas nicht zu tun, und eine davon sei richtig.

Stattdessen gibt es vier Möglichkeiten, nämlich:

- etwas zu tun und sich gut zu fühlen,
- etwas zu tun und sich schlecht zu fühlen,
- etwas nicht zu tun und sich gut zu fühlen und
- etwas nicht zu tun und sich schlecht zu fühlen.

Im Endeffekt zählt immer die innere Einstellung, und es kann sich nur als richtig erweisen, was nicht angezweifelt wird. Nun gibt es Menschen, die immer zweifeln und dementsprechend in beiden Fällen glauben, sie hätten die falsche Entscheidung getroffen, und solche, die nie an sich zweifeln und wie durch ein Wunder immer richtig entscheiden.

Es ist also eine große und weitverbreitete Illusion zu glauben, dass man sich jemals zu etwas Falschem entschließen kann.

Das Leiden beginnt lange vor dem Auftreten der Symptome: Im Zusammenhang mit körperlichen Beschwerden herrscht ebenfalls ein verbreiteter Irrtum vor, den die Sprache eigentlich schon entlarvt. Es heißt: Man leidet unter einem Symptom. Jeder, der ein Symptom hat, leidet, und er glaubt, es bestehe ein kausaler Zusammenhang zwischen beidem, dass also das Leiden aus dem Symptom resultiere. Und der kausale Zusammenhang besteht tatsächlich, aber genau umgekehrt: Das Symptom entsteht aus dem Leiden.

Das Symptom ist eine Art Warnschild, das einen daran erinnern soll, dass man sich in leidvollen Mustern verstrickt hat. Ein schlechtes Gefühl wurde so lange ignoriert, bis es gleichsam auf die nächstdichtere Ebene, nämlich die materielle, gefallen ist und sich nun zum Beispiel als Schmerz bemerkbar macht. Das Leben sah sich gezwungen, die »Lautstärke« seiner Kommunikation zu erhöhen. Der Betroffene glaubt jetzt irrtümlich, er müsse noch mehr leiden, und sieht gar keinen Ausweg mehr, doch tatsächlich hat er eine dringende Aufforderung erhalten, mit einer ungesunden Gewohnheit aufzuhören.

Erinnern Sie sich an das Fallbeispiel meiner Klientin, die böse Abschiedsbriefe ihrer Mutter gefunden hatte? Auch sie hatte jahrelang jeden Hinweis genau entgegengesetzt interpretiert. Die eigentliche Botschaft an sie lautete: »Hör auf, es der Mutter recht machen zu wollen, das schaffst du ohnehin nicht. Kümmere dich um dich selbst.« Was sie aber zu verstehen glaubte, war: »Sie ist nicht mit mir zufrieden, ich muss mich noch mehr anstrengen.«

Erst vor Kurzem hatte ich ein ganz ähnliches Gespräch mit einer Klientin, die in einer solchen Fehldeutung gefangen war. Sie glaubt, ihr Partner sei nicht der richtige, kann sich aber nicht von ihm lösen, weil es so viele Verbindungen, die eine Trennung unmöglich machen, zwischen ihnen gebe, die zudem immer mehr würden. Ich fragte sie, warum sie sich so sicher sei, den falschen Partner zu haben, wenn die Umstände doch deutlich auf das Gegenteil hindeuteten. Ich riet ihr, einmal zu überprüfen, ob sich der Mann vielleicht nur deshalb so falsch anfühle, weil sie zu wissen glaubte, dass er der Falsche sei. Sie war sehr dankbar für diese Sichtweise.

Ein Standpunkt, der Sie nicht glücklich macht, hat keinen Wert

Habe ich Ihnen schon gesagt, wie wunderbar es sein kann, einfach einmal davon auszugehen, dass der eigene Standpunkt komplett verkehrt ist, wenn er einen nicht glücklich macht? Wenn ja, erwähne ich es noch einmal; ich denke nämlich, man kann es gar nicht oft genug hören.

Jegliches Leid resultiert aus dem Bedürfnis, recht haben zu wollen. Der Gedanke »Ich weiß es besser als das Leben, aber ich werde nicht gefragt« kann sich nicht gut anfühlen. Stattdessen zu sagen: »Gut, wenn es auf meine Art nicht klappt, habe ich eben unrecht und ich lasse meinen Standpunkt los« bringt das Glück sehr schnell zurück.

»Das ist aber nicht so leicht«, schreit dann gleich wieder eine innere Stimme. Das stimmt schon, vor allem im Zusammenhang mit der Gesundheit. Es ist nicht einfach, ein unangenehmes Symptom wirklich haben zu wollen, aber es ist wichtig. Man hat ja auch lange Zeit zugelassen, dass das Symptom immer schlimmer – und in der Folge das Loslassen immer schwieriger – wurde, indem man die Vorboten in Form von unangenehmen Gefühle und Zwischenfällen ignoriert hat. In erster Linie ist das Annehmen vieler Situationen aber deswegen so schwer, weil man innerlich dagegenargumentiert. Sie wissen schon, dass Sie ein Ziel nicht erreichen können, wenn Ihre innere Mannschaft nicht an einem Strang zieht. Und Sie wissen, dass Sie für Ihre Gefühle selbst die Verantwortung übernehmen müssen. Kein Mensch, keine Situation und auch kein Symptom ist verantwortlich dafür, wie es Ihnen geht. Sie selbst bestimmen es mit der Art, wie Sie über eine Sache denken. Solange Sie sich als Opfer fühlen, werden Sie nichts ändern können. Sie schaffen es nur, wenn Sie das verstehen. Ich sage es noch einmal in aller Deutlichkeit:

Sie leiden nicht zufällig an Ihrem Symptom. Sie haben ein Symptom entwickelt, weil Sie vorher bereits gelitten haben. Wenn Sie aufhören zu leiden, kann sich kein Symptom und kein anderes Problem mehr aufrechterhalten.

Fügen Sie all Ihr Wissen zu einem Gesamtbild zusammen. Es ist wie bei den Entscheidungen; es gibt diese vier Möglichkeiten:

- Symptome haben und leiden,
- Symptome haben und nicht leiden,
- keine Symptome haben und leiden und
- keine Symptome haben und nicht leiden.

Es gibt Menschen, die immer leiden und immer einen Anlass dafür finden, und solche, die es nicht tun. Letztere würden auch dann nicht leiden, wenn sie Symptome hätten, aber sie haben eben keine. Und wenn Sie noch nie jemand Derartigen kennengelernt haben, liegt das wahrscheinlich daran, dass diese Menschen deutlich in der Minderheit sind. Aber Sie können lernen, einer von ihnen zu werden. Treffen Sie einen entsprechenden Entschluss.

Das Thermostat im Keller Ihres Systems

Natürlich musste auch ich eine Entscheidung fällen, als mir die soeben genannten Zusammenhänge bewusst wurden. Ich litt zwar nicht mehr auf dem gleichen Niveau wie früher, aber es gab noch Luft nach oben. In Anbetracht der positiven äußeren Umstände meines Lebens war es sogar beachtlich, wie viel ich immer noch daran auszusetzen hatte. Mein altes Muster war also zwar schwächer geworden, aber immer noch vorhanden.

Auf den ersten Blick mag es erschreckend wirken, dass wir scheinbar wie ein Heizungsthermostat auf ein bestimmtes Glückslevel eingestellt sind. Das Gleiche gilt in Bezug auf Geld, Erfolg und alle anderen Lebensthemen. Das System strebt stets nach größtmöglicher Stabilität und tendiert zu sofortigen Ausgleichsmechanismen, wenn es zu einer Veränderung kommt.

Ich wette, Sie haben das selbst schon Hunderte Male erlebt. Wenn Sie unerwartet Geld bekommen haben, ging wahrscheinlich Ihre Waschmaschine oder Ihr Auto kaputt, und am Ende des Monats hatten Sie doch wieder den gleichen Betrag auf dem Konto wie immer. Vielleicht haben Sie sich auch regelmäßig über ein bestimmtes Verhalten Ihres Partners geärgert, und als er plötzlich damit aufhörte, haben Sie sich etwas anderes gesucht, über das Sie meckern konnten. Oder Sie haben jahrelang auf etwas hingearbeitet, von dem Sie überzeugt waren, es würde Sie über alle Maßen glücklich machen, und ganz kurz nachdem Sie es erreicht hatten, war es schon zur Selbstverständlichkeit geworden.

Ich hatte einmal eine 29-jährige Klientin namens Miriam. Sie hatte zum zweiten Mal Krebs und bereits zahlreiche Metastasen in Gehirn und Lunge entwickelt. Als ich sie kennenlernte, konnte sie kaum aufstehen und sich nur schwer selbst versorgen. Die ganze Zeit war ihr schwindlig, und sie hatte große Schmerzen. Außerdem versetzte ihr Zustand sie in unglaubliche Angst, sodass jeder ihrer Tage ein einziger Kampf war. Sie empfand es als ungerecht, dass ihre Geschwister und ihre Freundinnen ein ganz normales Leben führen konnten, während sie so leiden musste.

Ich mochte sie vom ersten Augenblick an unheimlich gern. Sie hatte ein offenes Herz und eine liebevolle Ausstrahlung. Trotzdem war sie schwer traumatisiert und noch nie wirklich glücklich gewesen. Ihre Kindheit mit einer schwer depressiven Mutter war genauso unglücklich verlaufen wie all ihre bisherigen Partnerschaften. Miriam kannte offensichtlich kein Geborgenheitsgefühl.

In einer unserer ersten Sitzungen sagte sie zu mir, sie würde alles dafür geben, wieder einmal zwei oder drei Stunden unbeschwert mit Freunden verbringen zu können, ohne Schmerzen und ohne Schwindel. Sie wollte sich einfach nur fühlen wie eine ganz normale junge Frau in ihrem Alter. Wir arbeiteten sehr intensiv miteinander und das Unglaubliche geschah. In klitzekleinen Babyschritten bewegte sie sich ganz konstant vorwärts. Sie fasste sich Ziele, bearbeitete ihre Kindheitstraumata, lernte, ihren aktuellen Partner mit anderen Augen zu sehen und ihr Befinden nicht mehr von seinem Verhalten abhängig zu machen. Parallel dazu trank sie viel Wasser, machte, sooft es ihr möglich war, basische Fuß- und Vollbäder und sogar Einläufe. Oft musste sie sich unmittelbar danach wieder hinlegen oder sogar abbrechen, weil es ihr nicht gut ging, doch sie zog es durch. Schließlich hatte sie einen guten Beweggrund: Sie wollte noch nicht sterben und wusste, dass sie keine Zeit zu verlieren hatte.

Nach etwa vier Monaten ging es ihr so gut, dass sie eine eigene Wohnung beziehen und wieder zur Arbeit gehen konnte. Sie können sich gar nicht vorstellen, wie sehr ich mich darüber freute. Doch plötzlich hatte ich den Eindruck, sie würde von einem gewaltigen Gummiband in ihren alten Mustern festgehalten. Sie schickte mir wieder Mails, die klangen wie ihre allerersten: voller Selbstmitleid, nur dass sie sich jetzt bisweilen über noch nebensächlichere Dinge beschwerte, wie zum Beispiel ihre Hautunreinheiten. Immer wieder kam sie zurück auf die Spur, die sie sich zuvor so konsequent erarbeitet hatte, doch genauso gründlich verfing sie sich dazwischen in ihrem alten Leid. Natürlich fanden sich auch immer wieder äußere Anlässe, die ihr diese Rückfälle leicht machten: Aus einer zunächst vielversprechenden Romanze wurde nichts, und ihr Arzt teilte ihr mit, ihre Lunge sei zwar mittlerweile vollkommen frei von Tumoren, ein paar Ableger im Gehirn seien dafür aber gewachsen.

Während ich das schreibe, geht es immer noch hin und her, aber ich bin zuversichtlich, dass sie es schaffen wird, sich wirklich von ihrem Muster zu lösen. Ich kann sie sehr, sehr gut verstehen und habe einen derartigen Verlauf schon bei etlichen Klienten beobachtet. Miriam kann sehr deutlich erkennen, was da passiert, und trotzdem kommen ihr ein ums andere Mal die altbekannten Gedanken. Ihre Bereitschaft, es immer und immer wieder zu probieren, ist ihr aber geblieben, und das ist es, was letztlich zählen wird.

Manchmal kann es auch ganz anders laufen. Martina war genauso alt wie ich und kam nur deshalb zu mir, weil man ihr im Krankenhaus gesagt hatte, dass man ihr nicht mehr helfen könne. Sie hatte etwa fünfzehn Jahre zuvor schon einmal Brustkrebs gehabt und die ganz normale klassische Therapie durchlaufen. Als erkannt worden war, dass der Krebs zurück war, war ihre Lunge bereits hochgradig befallen, mehrere Rippen hatten sich nahezu komplett aufgelöst, und etliche andere Knochen ihres Körpers waren gerade dabei, das zu tun. Man lehnte jeglichen Therapieversuch ab und riet ihr, nach Hause oder in ein Hospiz zu gehen und ihre letzten Wochen bestmöglich zu genießen.

Martina hatte genau wie Miriam eine schwierige Kindheit erlebt. Den Kontakt zu den Eltern hatte sie mittlerweile abgebrochen und auch sonst pflegte sie kaum soziale Kontakte. Im Grunde genommen war ihr Ehemann ihre einzige Bezugsperson. An allen anderen Menschen hatte Martina ziemlich viel auszusetzen, und sie sagte, dass sie überhaupt nicht wisse, wie sie sich ihnen gegenüber verhalten solle. In Wahrheit war ihr Verhalten in keiner Weise auffällig, sie war sehr sympathisch und strahlte trotz ihres schlechten Gesundheitszustands Lebendigkeit aus. Meiner gesamten Herangehensweise gegenüber war sie sehr skeptisch eingestellt und betonte immer wieder, dass sie nur teilweise nachvollziehen und ganz bestimmt nicht umsetzen könne, was ich sagte. Ganz offensichtlich war es eines ihrer Muster zu behaupten, sie sei zu irgendetwas nicht in der Lage, obwohl sie es letztlich mit Bravour bewältigte.

Es war geradezu faszinierend, sie zu beobachten. Wie ein Kind probierte sie alles aus, was ich ihr vorschlug, und sie hatte noch Dutzende eigene Ideen, die sie umsetzte. So kramte sie zum Beispiel ein Musikinstrument wieder hervor, das sie früher gespielt hatte, und nahm wieder Unterricht, sie stellte ihre Ernährung um und klapperte die Bauernhöfe in ihrer Umgebung ab, um alles direkt beim Erzeuger zu kaufen, sie besuchte eine Selbsthilfegruppe, ging aktiv auf andere Menschen zu und begann sogar, sich sozial zu engagieren. Auch reinigte sie nebenbei ihren Darm und führte basische Anwendungen durch. Nach einigen Monaten ließ ihr schrecklicher Husten nach, und sie sah fantastisch aus. Eine Computertomografie zeigte, dass alle Tumoren sich zurückbildeten. Zu einem Zeitpunkt, an dem sie laut Diagnose längst hätte tot sein sollen, wirkte sie wie das blühende Leben.

Als ich sie das letzte Mal sah, war sie jedoch wie ausgewechselt. Sie weinte fast die ganze Zeit, sagte immer wieder, dass das, was ich sagte, bei ihr einfach nicht funktionieren und sie niemals fertig werden würde, all diese Dinge umzusetzen. Es sei einfach zu schwer für sie. Sie griff mich zwar nicht an, aber ich hatte durchaus das Gefühl, dass sie zornig auf mich war. Sie brauche erst einmal eine Pause von unserer gemeinsamen Arbeit, sagte sie. Ich kannte sie schon gut und vermutete, dass sie nach diesem Gespräch auch dann, wenn sich ihre Meinung noch einmal ändern sollte, Hemmungen haben würde, sich wieder bei mir zu melden. Deshalb fragte ich sie, ob ich ihr einmal schreiben dürfe, um zu fragen, wie es ihr gehe. Sie verneinte, und ich sah sie nicht wieder.

Sind hartnäckige Muster einmal durchbrochen, heilt der Körper schnell

Ich möchte Sie mit meinen diversen Beispielen keinesfalls entmutigen, sondern Ihnen vielmehr zeigen, dass bestimmte Muster und Mechanismen sehr hartnäckig sein können. Ein nachhaltiger Heilungsprozess erfordert daher sehr viel Konsequenz und wartet immer wieder mit Hindernissen auf. Er kann sich umso schwieriger gestalten, je schwerer eine Erkrankung ist und je länger man sie schon hat, aber nur deswegen, weil die Gewohnheiten und Überzeugungen dann so eingefahren sind. Der Körper kann sich sehr schnell regenerieren, sobald die geistige Haltung wieder »gesund« ist. Alle Zellen unseres Körpers werden in unterschiedlichen Abständen erneuert und in bestimmten Organen sogar alle paar Wochen mindestens einmal ausgetauscht, sodass es eigentlich ein viel größeres Wunder ist, lange krank zu bleiben, als schnell gesund zu werden. Es liegt wirklich an Ihrer Haltung und Ihrem Einsatz dafür, Ihre Denkansätze zu ändern.

Genau da, wo es Ihnen nahezu unmöglich erscheint weiterzumachen, gehen Sie noch einen kleinen Schritt, dann wird es wieder leichter werden. Lernen Sie, diese Schwellen zu schätzen, und freuen Sie sich, dass Sie kurz davor stehen, ein neues Level zu erreichen.

Wie Sie sich auf den verschiedenen Etappen Ihres Weges fühlen, ist immer eine Frage Ihrer eigenen Interpretation. Ihr Ziel sollte es sein, so vielen Hürden zu begegnen, bis Sie die Herausforderung in vollen Zügen genießen können und gar kein Zweifel mehr in Ihnen aufkommt. Und Sie sollten sich vornehmen, all Ihre Beschwerden so lange behalten zu wollen, bis Sie wirklich alles daraus gelernt haben, was nur möglich ist. Tun Sie nichts von dem, was Sie tun, um irgendetwas endlich loszuwerden, und verzichten Sie völlig auf Aussprüche wie: »Ich halte das nicht mehr länger aus« oder »So kann es einfach nicht weitergehen«.

Scheinbare Rückschritte zeigen, dass Sie bereit sind für ein neues Level

Als vor nicht allzu langer Zeit meine Krankheit zu mir zurückkam, verstand ich, dass meine Heilung noch nicht abgeschlossen war. Ich hatte bereits extrem viel gelernt: die Botschaften von Beschwerden zu deuten und Veränderungen umzusetzen, Verantwortung zu übernehmen, anstatt im Selbstmitleid zu baden, mich konsequent auf etwas auszurichten und es auch zu erreichen, meine Gedanken und Überzeugungen bewusst auszuwählen und eingefahrene Standpunkte loszulassen. Aber meine Hingabe an die Krankheit war eher resignierend gewesen.

Ich hatte damals gedacht: »Gut, wenn ich keine Kraft mehr habe, mich zu wehren, dann lass ich mich hineinfallen. Ich habe ohnehin keine Wahl, soll mich der Mist eben umbringen.«

Offensichtlich hat das zum damaligen Zeitpunkt ausgereicht, weil wahrscheinlich alles andere zu viel auf einmal gewesen wäre. Aber irgendwann musste das Projekt zu Ende gebracht werden. Ich brauchte eine weitere Chance, um mir das Thema der echten Annahme noch einmal anzuschauen.

Der Zustand der Hingabe hat nicht das Geringste mit Masochismus zu tun und lässt sich nicht mit Sätzen beschreiben wie: »Irgendwie drücke ich das schon durch« oder »Ich habe ohnehin keine andere Wahl.« Es geht nicht darum, etwas auszuhalten. Das mag ein notwendiger Zwischenschritt sein, aber nicht das Ziel. Das Ziel ist es, das, was man ursprünglich gar nicht wollte, genießen zu können, es zu lieben und sich selbst aufrichtig zu lieben. Nicht, obwohl man einen bestimmten Makel hat, sondern weil man weiß, dass es gar kein Makel ist. Man hat ja keine Fehler gemacht; man ist lediglich dabei, etwas zu lernen. Das ist ein Grund zur Freude.

Als ich zum ersten Mal diesen Satz in meinem Kopf hatte: »Worunter auch immer du leidest, es kann sich nicht aufrechterhalten, wenn du aufhörst zu leiden«, verspürte ich den starken inneren Drang, das wirklich lernen zu wollen. Meinen Geist, meinen Seelenfrieden, meine positive Grundhaltung wirklich unabhängig zu machen von störenden Äußerlichkeiten und Befindlichkeiten. Und gleichzeitig anzuerkennen, dass ich selbst es war, die diese Äußerlichkeiten bloß als störend interpretierte und vielleicht sogar erschaffte – und dass ich das jederzeit ändern kann.

Es war ein ergreifender Moment, als ich dachte: »Bitte liebe Seele, darf ich diese Symptome so lange behalten, bis ich das wirklich gelernt habe?«, und das auch wirklich so empfand. Ich denke, so oder so ähnlich könnte sich ein Erleuchtungsschimmer anfühlen, doch das Gefühl blieb nicht dauerhaft bei mir. Mich immer wieder daran zu erinnern half mir aber dabei, wirklich für dieses neue Ziel einzustehen, meine Herzprobleme annehmen zu können und mich auch mit ihnen ganz und gar selbst zu lieben.

Ob ich es mittlerweile erreicht habe, kann ich nicht wirklich sagen, denn nach etwa sechs Monaten verschwanden die Probleme wieder vollständig, was ich als gutes Zeichen werte. Jedenfalls fühle ich mich seither ein Stück freier als vor dieser Zeit und kann den Alltag mehr genießen, auch dann, wenn ich sehr viel zu erledigen habe und es das eine oder andere Missgeschick gibt.

Denken Sie bitte stets daran, dass Sie nur Dinge erreichen können, die Ihnen wirklich rundum anziehend erscheinen, und ehe Sie sich einreden, etwas akzeptiert zu haben, überprüfen Sie bitte, ob Sie sich dabei nicht doch noch selbst leidtun. Wenn ja, hat das mit Annahme nicht viel zu tun, und von einer baldigen Änderung ist nicht auszugehen.

Wie die Annahme leichter gelingt

Körperliche Beschwerden aufrichtig anzunehmen ist gewissermaßen vergleichbar mit einer Doktorarbeit: das Glanzstück zum Abschluss einer langem Lernphase. Ich werde versuchen, sie Ihnen ein wenig zu erleichtern.

Erinnern Sie sich noch, dass ich Ihnen geraten habe, sich zu überlegen, in welchen Bereichen Sie etwas, das Ihnen momentan sehr schwierig erscheint, bereits können? Gab es irgendetwas in Ihrem Leben, wogegen Sie sich ursprünglich stark gewehrt haben und mit dem Sie sich später doch wirklich gut arrangieren konnten? Vielleicht haben Sie sich einmal mit einem Menschen ausgesöhnt, der Ihnen zuvor unausstehlich erschien, oder Sie haben etwas gut gelernt, was Sie nie lernen wollten. Haben Sie einen Schicksalsschlag verkraftet, den Sie für unerträglich hielten, oder hat jemand aus Ihrem engen Umfeld eine Eigenart, die Sie abstößt, die Ihrer Liebe zu ihm jedoch nichts anhaben konnte? Sich solche Dinge bewusst zu machen kann Ihnen helfen zu erinnern, wozu Sie in der Lage sind und wie schön es sein kann, sich über alle Grenzen hinwegzusetzen.

Ein weiterer Tipp, den ich Ihnen geben möchte, ist der, alles, was Sie zu tragen haben, stolz zu tragen anstatt leidend. Betrachten Sie es als Teil Ihrer Bestimmung, als Ihre ganz persönliche Aufgabe, und entscheiden Sie sich klar dafür. Hierzu möchte ich Ihnen das Beispiel von Sarah erzählen. Sie hatte eine 18-jährige Tochter, die mit ihrem Leben nicht richtig zurechtkam. Sie litt unter starken Ängsten, fand keine berufliche Perspektive und hatte Freunde, die ihr nicht guttaten. Gegen die Mutter rebellierte sie. Wenn diese ihr helfen wollte, fühlte sie sich bevormundet, und wenn sie sie ihre eigenen Entscheidungen treffen ließ, behauptete sie, die Mutter lasse sie im Stich. Als Sarah zu mir kam, hatte das Mädchen schon mehrere Selbstmordversuche hinter sich, und meine Kundin war verrückt vor Angst um sie. Sie wusste, dass sie ihrer Tochter nichts von deren Verantwortung abnehmen konnte, und hatte bereits versucht, in Ritualen sowohl die Tochter als auch die Angst loszulassen, doch es war nur unwesentlich besser geworden.

Ich hatte sofort den Eindruck, dass Sarah glaubte, eine schlechte Mutter zu sein, wenn sie keine Angst mehr um ihre selbstmordgefährdete Tochter haben würde. Ein Teil von ihr wollte die Panik zwar loswerden, ein anderer war aber der Meinung, dass es das Mindeste, was sie tun könnte, sei, sich wenigstens zu fürchten. Die beiden Frauen waren offensichtlich dabei, Verantwortlichkeiten hin und her zu schieben: Die Tochter erwartete sich etwas von ihrer Mutter, von dem sie selbst nicht wusste, was es war, und ein Teil von Sarah verübelte es dem Mädchen, dass sie sich ständig sorgen musste. Ich erzählte ihr von meiner Überzeugung, dass es ein wichtiger Teil heilender Arbeit ist, die Gefühle anderer Menschen spüren zu können. Verdrängte Gefühle sind die Hauptursache für jede Art von Krankheit, denn Emotionen wollen wahrgenommen werden. Absolut nichts kommt in unser Leben, um ignoriert zu werden. Es kommt jedoch vor, dass jemand nicht verkraften könnte, das zu spüren, was er vorher lange Zeit verdrängt hat; es wäre einfach zu heftig für ihn. In diesem Fall kann es helfen, wenn jemand anderes einen Teil des Fühlens übernimmt, um an die Oberfläche zu holen, was in ihm brodelt.

Besonders sensible Menschen spüren oft sehr deutlich, wie es den Menschen in ihrer Umgebung geht, und können das als Belastung erleben. In der Regel deswegen, weil sie sich einerseits damit identifizieren und sie andererseits glauben, etwas unternehmen zu müssen, damit es dem anderen besser geht. So ähnlich, wie wenn wir glauben, einen klugen Ratschlag geben zu müssen, wenn uns jemand von einem Problem erzählt. Tatsächlich besteht die größte Hilfe aber darin, einfach zuzuhören beziehungsweise beim Fühlen zu helfen. Mehr will derjenige gar nicht. Es tröstet ihn, dass da jemand ist, der spüren kann, wie es ihm geht, der im wahrsten Sinne des Wortes mit ihm mitfühlt.

Ich fragte Sarah, ob sie sich vorstellen könne, dass es für ihre Tochter hilfreich wäre, wenn Sarah einen Teil der Angst ihrer Tochter fühlen würde. »Natürlich«, sagte sie. »Und würdest du das gerne für sie tun, wenn du wüsstest, dass es ihr hilft?« »Selbstverständlich.«

Also schlug ich ihr vor, die Verantwortung für ihre eigenen Ängste ganz zu sich selbst zurückzunehmen. Von dem Mädchen ein Verhalten zu erwarten, das Sorgen unnötig machte, war zwar verständlich, aber nicht fair, weil jeder selbst verantwortlich ist für das, was er empfindet, und weil die junge Frau bereits mit ihrer eigenen Last überfordert war.

Außerdem sollte Sarah sich bewusst dazu entscheiden, ihrer Tochter einen Teil ihrer Ängste abzunehmen und stolz darauf zu sein, ihr als Mutter etwas abnehmen zu können. Ich bat sie, sich ein Gespräch mit ihr vorzustellen und ihr all das im Geiste etwa folgendermaßen zu sagen: »Meine liebe Tochter, es tut mir leid, dass ich dich für meine Gefühle verantwortlich gemacht habe, ich hole diese Verantwortung jetzt wieder ganz zurück zu mir. Als deine Mutter helfe ich dir gerne dabei, deine Angst zu tragen, indem ich einen Teil davon für dich fühlen werde. Natürlich nur, wenn du möchtest.«

Nach unserer gemeinsamen Sitzung ging es Sarah viel besser. Das Leben hatte ihr von Anfang an gezeigt, dass es sinnlos war zu versuchen, die Furcht loszuwerden. Der Stress, den sie empfand, entstand dabei auch gar nicht aus den Sorgen selbst, sondern vielmehr daraus, dass sie hin und her gerissen war: Sie spürte, dass der Zustand so, wie er war, weder ihr noch der Tochter guttat, aber sie wollte auch nicht aufhören, sich zu sorgen. Eine weitere Möglichkeit sah sie nicht.

Manchmal ist ein Symptom nur noch da, weil man anders mit ihm umgehen soll

Ich höre immer wieder von meinen Klienten: »Ich habe schon alles probiert, aber nichts hat funktioniert.« Sehr oft ist diese Aussage weit von der Wahrheit entfernt, denn viele, die das behaupten, haben eher wenige sinnvolle Maßnahmen ergriffen. Manche haben allerdings recht, wenn sie sagen, dass es kaum noch etwas gibt, wo sie ansetzen können. Dann mangelt es nur an einem: der wirklichen Hingabe an das Symptom beziehungsweise an das Problem. Es fehlt nur diese letzte Entscheidung, sich wirklich aus dem Leid herauszulösen und das, was bisher als so belastend wahrgenommen wurde, stolz und gerne anzunehmen, sich absolut in den Zustand hinein entspannen zu können und darauf zu vertrauen, dass alles gut und richtig ist.

Wenn Sie das erledigt haben, ist alles möglich, aber zuerst dürfen Sie sich dieser Aufgabe stellen. Und da Sie letztlich keine andere positive Wahl haben, sollten Sie sich dazu entscheiden, es freudvoll zu tun.

Das Gleiche gilt, wenn Symptome, die schon verschwunden waren, wiederkommen. Grundsätzlich ist der normale Verlauf einer Heilung ohnehin so, dass Beschwerden, die womöglich über Jahre hinweg bestanden haben, nicht von heute auf morgen verschwinden. Sie werden langsam leichter, wechseln sich mit immer länger werdenden Phasen völliger Symptomfreiheit ab, tauchen aber auch immer wieder mal kurz auf. Das kann so weit gehen, dass nach Jahren völliger Gesundheit ein altes Leiden wieder aufflammt. In jedem Fall hat dieses erneute Auftauchen eine Bedeutung. Folgendes kann dahinterstecken:

- Manchmal möchte der Körper sich einfach nur einmal wieder reinigen.

  Bei vielen Krankheitssymptomen wird ja etwas ausgeschieden. Denken Sie zum Beispiel an das Erbrechen bei Migräne, an alle Krankheiten, die mit Fieber verbunden sind, an etliche Störungen des Verdauungsapparates und so weiter. Wenn eine Verbesserung unter anderem durch einen Entgiftungsprozess erzielt werden konnte, ist es vielleicht einfach wieder an der Zeit, diesen zu wiederholen.

  Wurde eine Krebserkrankung überstanden, die nach mehreren Jahren zurückkehrt, kann das auch mit den Therapiemethoden zusammenhängen, die den Körper teilweise mit hochgiftigen Substanzen belasten. Diese können in vielen Fällen ein Verschwinden der Tumoren bewirken, sich dann aber im Organismus ablagern und einen erneuten Krankheitsausbruch begünstigen.

  Es lohnt sich also generell im Sinne eines dauerhaft stabilen Gesundheitszustandes, den Körper regelmäßig zu entgiften.

- Nach einer erfolgreich gelösten Herausforderung tritt als quasi automatisierter Ausgleich der gewohnten Glückswert wieder ein. Wie ich weiter oben schon erwähnt habe, kommt es oft vor, dass ein neues Problem auftaucht, kaum dass ein anderes verschwunden ist: Beschwerden verlagern sich innerhalb des Körpers; Menschen, die gerade gesund geworden sind, stehen plötzlich vor den Trümmern ihrer Ehe; jemand, der endlich ein berufliches Ziel erreicht hat, wird krank ... Ich könnte Ihnen unzählige Beispiele nennen.

Wenn Sie bei sich ein derartiges Muster vermuten, empfehle ich Ihnen folgende Übung:

Stellen Sie sich in einer Art Meditation vor, dass Sie in den Keller Ihres Systems hinabsteigen, um Ihr Glücksthermostat nach oben zu regulieren. Schauen Sie sich dort um, suchen Sie nach dem richtigen Regler, und überprüfen Sie, auf welchen Wert er eingestellt ist. Wie weit wollen Sie ihn nach oben schieben, was fühlt sich für Sie stimmig an? Bedenken Sie bitte, dass Sie jederzeit wieder in den Keller gehen und nachjustieren können. Oft ist es nämlich auch hier besser, in kleinen Schritten vorwärtszugehen, im Alltag zu sehen, wie sich eine geringe Veränderung anfühlt, und dem Organismus die Möglichkeit zu geben, sich anzupassen. Ich bin sicher, Sie werden selbst spüren, was für Sie das Beste ist.

- Vielleicht steht auch einfach nur der nächste Lernprozess an und die Beschwerden helfen uns bei dieser Erkenntnis. Außerdem bringen sie in der Regel gleich die Botschaft mit, was genau es zu lernen gilt. Eine der Aufgaben kann die bereitwillige Akzeptanz sein, der ich dieses Kapitel gewidmet habe. Was auch immer passiert, gehen Sie zunächst bitte nicht von einem göttlichen Irrtum aus, sondern bedenken Sie, dass der Lauf der Welt schon recht lange ohne Ihre Einmischung funktioniert hat. Es ist sehr wahrscheinlich, dass auch in diesem Fall alles in bester Ordnung ist und Sie sich geirrt haben, wenn Sie etwas anderes geplant hatten. Neue Lernaufträge zu erkennen dürfte Ihnen mittlerweile schon ganz leichtfallen, ansonsten blättern Sie das Buch ruhig noch einmal durch. Wahrscheinlich geht es darum, Verantwortung zu übernehmen, eine klare Entscheidung zu treffen, in kleinen Schritten zu marschieren, anstatt von einem Extrem ins andere zu verfallen oder Ähnliches, Sie wissen schon.

Selbstverständlich kann es immer auch eine Kombination von zwei oder mehreren der erwähnten Möglichkeiten sein. In meinem Fall bekam ich einerseits die Chance, meine Akzeptanz auf ein höheres Level zu heben, und was ich bisher nicht erwähnt habe, ich durfte auch ein wenig am Glücksregler im Keller drehen, denn »zufällig« kam es zu meinem Rückfall, just nachdem mein letztes Buch in den Bestsellerlisten nach oben schoss.

Liebe Leserin, lieber Leser, jetzt stehen Sie an einer spannenden Schwelle. Am Ende eines Buches stellt sich immer die große Frage: »Was mache ich nun damit?«

Wie wird es bei Ihnen sein? Werden Sie genauso weitermachen wie bisher, oder wagen Sie den Schritt in ein neues Leben? Können Sie sich vorstellen zu leben, ohne zu leiden? Haben Sie Lust darauf?

Es würde mich sehr freuen, wenn ich Sie ein wenig inspirieren und Ihnen die eine oder andere Abkürzung auf Ihrem Weg zeigen konnte.

Je mehr Menschen ihr Glück finden, umso glücklicher wird die ganze Welt sein. In diesem Sinne wünsche ich Ihnen von Herzen ein wundervolles Leben.

Ihre Alexandra Stross

Hat Ihnen gefallen, was Sie gelesen haben, und sind Sie motiviert, die Inhalte dieses Buches tatsächlich in Ihr Leben zu integrieren?

Dann holen Sie sich das ergänzende Onlineprogramm zum Buch. Für nur 19,99 Euro bekommen Sie die wichtigsten Punkte aus allen Kapiteln und noch viel mehr praktische Übungen für Ihren Alltag im MP3-Format, um sie immer wieder anhören zu können: von der Autorin selbst gesprochen. Starten Sie ganz neu durch!

Informieren Sie sich ausführlich auf dieser Seite:

http://alexandrastross.com/gesundheit-ist-kopfsache-das-online-programm